Schäfer/ Schmidt

Selbsthilfe bei Ohrgeräuschen

Wir widmen dieses Buch unseren Kindern,
denen eine Zukunft in einer sich ständig bewegenden,
lärmenden Informationsgesellschaft offen steht,
auf die wir als Ärzte keineswegs nur optimistisch
schauen dürfen.

Selbsthilfe bei Ohrgeräuschen

Lutz-Michael Schäfer
Dr. med. Michael D. F. Schmidt

Mit 21 Übungen

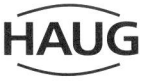

Karl F. Haug Verlag · Heidelberg

Die Deutsche Bibliothek – CIP-Einheitsaufnahme
Ein Titeldatensatz für diese Publikation ist bei Der Deutschen
Bibliothek erhältlich

© 2000 Karl F. Haug Verlag in MVH Medizinverlage Heidelberg
    GmbH & Co. KG

ISBN 3-8304-2032-3

Lektorat: Dr. Elvira Weißmann-Orzlowsi
Umschlagfoto: Fotodisk
Umschlaggestaltung: WSP Design
Übungszeichnungen und Grafiken: Stefan Bayer
Bearbeitung und Satz: IPa, Vaihingen/Enz
Druck und Verarbeitung: Druckerei Röck, Weinsberg

Inhalt

Danksagung

Unser Dank gilt allen, die uns bei der Erstellung dieses Buches unterstützt und mitgearbeitet haben: zuerst sind die ärztlichen Kollegen Dr. Gerd Hesse und Manfred Nelting der Tinnitus Klinik Arolsen zu nennen, die uns als Tinnitus-Retraining-Team zertifiziert haben und eine Fülle von Anregungen gegeben haben. Herrn Dr. Alvis G. Gaußmann sei gedankt für seine Unterstützung bei der Entwicklung der Übungen; Frau Dr. Schützbach aus dem Team der Habichtswald Klinik gilt unser Dank, da sie unsere Arbeit von Beginn an tatkräftig unterstützt hat. Bei Herrn Prof. Dr. Gerhard Reiss möchten wir uns für die Überlassung des hervorragenden Bildmaterials bedanken. Nicht zuletzt sei unserem Praxisteam für seine Geduld und Mithilfe bei der Erstellung des Buches gedankt. Ohne unsere Mitarbeiterinnen hätten wir nie den nötigen Freiraum zum Schreiben gefunden.

Vorwort

Mit diesem Buch ist es gelungen, Theorie und Praxis zusammenzuführen. Deshalb ist es für mich als Vertreterin der Betroffenen ein besonderes Anliegen, dieses Buch zu empfehlen. Es enthält beide Komponenten – nämlich das Wissen, also die Theorie, sowie eine Anleitung zur aktiven Mitarbeit, worunter besonders die Selbsthilfe fällt. Selbsthilfe bedeutet nämlich auch, sich zu Hause an Übungen zu wagen, die sonst nur unter therapeutischer Anleitung erlernt und durchgeführt werden. Vielleicht werden Patienten mit Hilfe dieses Buches zu ihrem eigenen Tinnitus-Manager.

Den Fachleuten, die dieses Buch in die Hand nehmen, wünsche ich, dass sie durch die Lektüre Erleichterung im Umgang mit den Tinnitus-Patienten erfahren. Vielleicht erwecken die unterschiedlichen Kapitel mehr Akzeptanz und Einfühlungsvermögen für das Symptom Tinnitus. Vor allen Dingen hoffe ich, dass durch das Lesen dieses Buches die Patientenführung erheblich erleichtert und damit verbessert werden kann.

Ich wünsche diesem Buch, das HNO-Medizin und Psychotherapie miteinander vereint, dass es zum Bindeglied zwischen Patient und Therapeut wird.

Elke Knörr
Präsidentin der Deutschen Tinnitus-Liga

Einleitung

In den letzten Jahren hat sich in Deutschland bei der Tinnitus-Therapie ein offenbar entscheidender Wandel vollzogen. Die Suche nach immer neuen, den Tinnitus abtötenden Medikamenten war erfolglos geworden. Durchblutungsfördernde Maßnahmen und die Sauerstoffüberdruckbehandlung erbrachten nur in der Frühphase des Tinnitus Erfolg.

Langsam setzte sich die Erkenntnis durch, dass nur mit einer fachübergreifenden Zusammenarbeit Erfolge bei der Behandlung des chronischen Tinnitus zu erzielen sind.

Nach den neuesten Erkenntnissen gelingt es durch Habituationsprozesse (Gewöhnungsprozesse), das störende Geräusch aus der Wahrnehmung verschwinden zu lassen, oder es in ein für uns unbedeutendes Hintergrund-geräusch umzuwandeln. Diese neuen therapeutischen Konzepte, die eine Gewöhnung an das Ohrgeräusch fördern, werden unter dem Begriff Tinnitus-Retraining-Therapie zusammengefaßt.

Was immer die Ursachen sind, der Tinnitus ist meist ein quälender Begleiter. Daher braucht es im Umgang mit dem Tinnitus geeignete psychosomatische Strategien, um den besten Blickwinkel gegenüber dem belastenden Geräusch im Ohr einzunehmen. Wie der Schmerz, besitzt der Tinnitus eine unabweisbare Präsenz und konfrontiert uns mit der vollen Bindung unserer Aufmerksamkeit. Für viele Menschen ist das Auftreten des Tinnitus eine herbe Erinnerung an ihren Körper oder ein von innen kommendes, angsteinflößendes Phänomen, das starke Gefühle auslöst oder verbirgt.

Die Entwicklung eines positiven Zugangs zum Körper und einer erhöhten Wahrnehmungsfähigkeit für den eigenen Körper nimmt dem Tinnitus Kraft. Der Tinnitus kann dann ein körperlich-seelisches Ereignis neben anderen werden und verliert seine Macht im Vordergrund des Selbsterlebens.

Die Retrainingtherapie ist jedoch nicht neu. Viele Elemente der T-R-T (Tinnitus-Retraining-Therapie) waren auch in den letzten Jahren schon in Deutschland vorhanden, wurden aber nicht in der Konsequenz so eingesetzt. **Die Tinnitus-Retraining-Therapie bedeutet eigene Mitarbeit.**
Dieses Buch soll dazu beitragen, das Verständnis der Retrainingtherapie zu fördern, es soll Ihnen im alltäglichen Umgang mit der Tinnitus-Retraining-Therapie eine hilfreiche Stütze sein. Dieses Buch ersetzt jedoch nicht den

persönlichen Kontakt zu Ihrem HNO-Arzt, Akustiker, ärztlichen Psychotherapeuten, Psychologen und anderen Therapeuten.

Und nun wünschen wir Ihnen ein wenig Zeit und Muße zum Lesen und viel Erfolg bei den Übungen.

1. Gehör und Tinnitus

Tinnitus – was ist das?

Als Tinnitus bezeichnet man alle Formen von Ohrgeräuschen, die ein Mensch hört, ohne dass ein äußeres Schallsignal vorliegt. Viele Patienten kennen Ohrgeräusche, denn Ohrgeräusche treten eigentlich bei allen Menschen spontan und für kurze Zeit auf. Vom Tinnitus (Tinnere = Klingeln (lat.)) spricht man erst, wenn die Geräusche regelmäßig, und auch über einen längeren Zeitraum auftreten.

Häufig verbinden sich diese Geräusche mit seelischen Lebensbeeinträchtigungen. Am häufigsten gehören hierzu Schlafstörungen, Unausgeglichenheit, Aggressivität, mangelnde körperliche und seelische Belastbarkeit sowie Depressionen. In solchen Fällen spricht der Mediziner vom chronisch-komplexen Tinnitus.

In dem hier vorliegenden Buch geht es im wesentlichen um den chronisch-komplexen Tinnitus.

Für die Akutphase des Ohrgeräusches (3 Monate bis maximal 6 Monate) gelten zunächst andere Behandlungsrichtlinien, auf die in den allgemeinen Tinnitus-Büchern eingegangen wird.

Tinnitus ist – zumindest in der Anfangsphase – ein Krankheitssymptom. Dieses Symptom ist ein wichtiger Hinweis darauf, dass im körperlichen und/oder seelischen Bereich irgend etwas vorhanden ist, was stört oder beeinträchtigt und somit krank macht. Viele Betroffene sind dieser Situation hilflos ausgeliefert. Die Geräusche im Kopf verwirren sie und machen ihnen Angst. Unterstützt wird die Angst vor dem Ohrgeräusch durch teilweise absurde Behauptungen der Laienpresse (drohender Schlaganfall/Infarkt des Innenohres), aber auch der unzureichende Informationsstand von Betroffenen und manchmal immer noch anzutreffende ärztliche Fehlinformationen („Damit müssen Sie leben") unterstützen diese Angst.

Auch die immer noch weit verbreitete (falsche) Vorstellung, die Verantwortung für die eigene Gesundheit beim Arzt abgeben zu können, trägt zur Verbreitung des chronischen Tinnitus bei. Durch eine sorgfältige und einfühlsame Information sowie eine sachgerechte Diagnostik kann den Befürchtungen der Betroffenen in den allermeisten Fällen jedoch schnell entgegengewirkt werden.

Nach neuesten Untersuchungen sind etwa 17 % der Bevölkerung betroffen. In der Statistik geben 30 % der über 65jährigen Patienten an, unter Tinnitus zu leiden. Insgesamt bedeutet das, dass etwa 13 Millionen Menschen in Deutschland von dem Phänomen Tinnitus betroffen sind. Weiterhin gehen die Untersuchungen davon aus, dass etwa 1

> 13 Millionen Menschen in der Bundesrepublik leiden unter Tinnitus.

Millionen Menschen in Deutschland so stark unter Tinnitus leiden, dass sie nicht mehr in der Lage sind, ein normales Leben zu führen. Mit steigendem Lebensalter steigt auch der Anteil an Betroffenen.

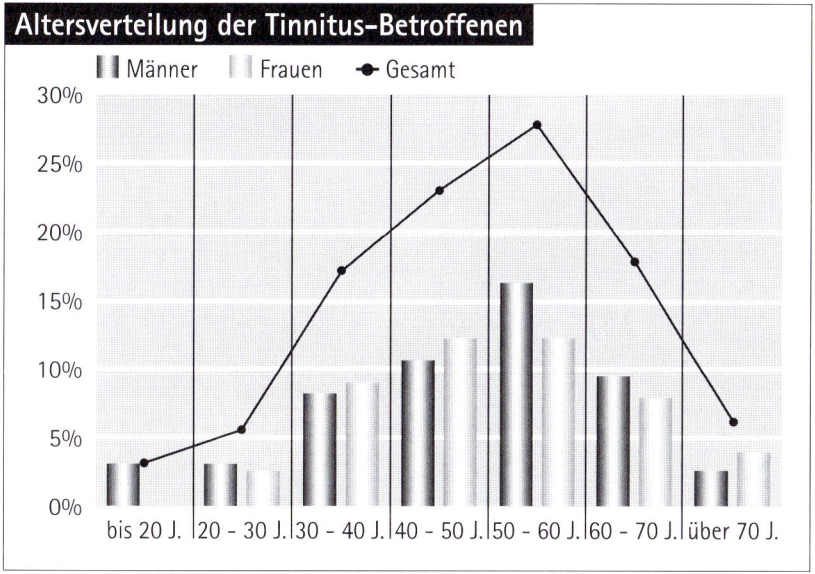

Altersverteilung der Tinnitus-Betroffenen

Bei Jugendlichen beträgt er jedoch bereits 5–10 % mit deutlich steigender Tendenz (Walkman, Disco, Lärmschaden). Um das 50. Lebensjahr erreicht die Verteilung des Tinnitus ihren Höhepunkt. Ursachen hierfür sind der berufliche Streß, die allgemeine Krise in der Lebensmitte (Midlife crisis) sowie allgemeine Alterungsprozesse, aber auch Lärmschwerhörigkeit.

Ganz klar muß man jedoch hierzu sagen, dass Tinnitus keine Alterserscheinung ist, die man einfach so hinzunehmen hat. Tinnitus kommt immer öfter schon in jungen Jahren vor. Die Schäden, die

> Tinnitus ist keine Alterserscheinung, die man einfach so hinzunehmen hat.

sich Jugendliche in ihrem Freizeitverhalten mit Disco, Walkman, Rap-Musik und allgemeinem Lärm zufügen, können sie in der Regel für das Erwachsenenalter noch gar nicht überblicken. Von Seiten der Ärzte wären hier eine Hörhygiene und Hördisziplin zu fordern. Sie muss den Kindern ebenso nachhaltig vermittelt werden wie die Zahnhygiene.

Jeder Patient erlebt seinen eigenen Tinnitus ganz für sich alleine. Beschrieben werden Geräusche wie Pfeifen, Rauschen, Summen, Zischen, Hämmern, Krachen, Klopfen oder Klingeln. Diese Geräusche können in einem Ohr, in beiden Ohren, oder auch im ganzen Kopf vorkommen. Manchmal treten sogar mehrere Geräusche nebeneinander auf.

Lärmschäden nehmen neuerdings die 1. Stelle unter den anerkannten Berufskrankheiten ein.

Scheinbar gibt es jedoch auch bestimmte Berufsgruppen, die besonders gefährdet erscheinen. So konnte die Tinnitus-Liga veröffentlichen, dass bei Arbeitern und Lehrern Ohrgeräusche auffallend häufiger vorkommen als bei Angestellten.

Lärmschäden nehmen neuerdings die 1. Stelle unter den anerkannten Berufskrankheiten ein, diese Lärmschäden sind oft mit einem quälenden Ohrgeräusch verbunden.

Wie entsteht Tinnitus?

In der Literatur finden sich über 400 mögliche Ursachen und Kombinationen für die Entstehung eines Ohrgeräusches. Nicht immer liegt die Ursache jedoch im Ohr. Epidemiologische Daten zeigen, dass nicht alle Betroffenen unter ihrem Tinnitus leiden. Es gibt auch keine Korrelation (Wechselbeziehung) zwischen dem Schweregrad des Ohrgeräusches und dessen wahrgenommener Lautheit, Maskierbarkeit oder einer Tonhöhe des Ohrgeräusches, obwohl dies nach logischen Gesichtspunkten eigentlich angenommen werden sollte. Dies deutet darauf hin, dass das Hörsystem bei der Entstehung des eigentlichen Tinnitusproblems nur eine untergeordnete Rolle spielt und dass unser emotionales (limbisches System) und das ihm angegliederte autonome Nervensystem dabei hauptverantwortlich sind.

Mit anderen Worten, das Hörsystem liefert uns ein Signal – den Tinnitus – aber das eigentlich klinische Problem entsteht dann, wenn dieses Signal durch die Aktivierung des limbischen und des autonomen Nervensystems eine starke negative Reaktion im Gehirn und auch im ganzen Körper hervorruft.

Ganz kurz sollen jedoch noch einmal die wichtigsten Ursachen für das Entstehen von Ohrgeräuschen aufgezählt werden. Wenn Sie mehr darüber erfahren wollen, so können Sie dies in den allgemeinen Tinnitus-Büchern nachlesen.

(Die folgende Zusammenstellung ist der Tinnitus-Info der Deutschen Tinnitus-Liga entnommen).

Lärmschäden/Knalltrauma:

Eine häufige Ursache von Ohrgeräuschen (bis zu 30 %) ist eine Schädigung der feinen Haarzellen durch Lärm oder Knall. Dazu zählen vor allem die Freizeitmusik bei Jugendlichen (Walkmann, Disco, Rockkonzert) und der Lärm am Arbeitsplatz. Beim Knalltrauma kann bei sofortiger Akutbehandlung unter Einschluß der HBO-Therapie nahezu immer eine Heilung erfolgen.

Durchblutungsstörungen:

Von ärztlicher Seite werden am häufigsten Durchblutungsstörungen als Hauptursache angenommen und der Behandlung zunächst zugrundegelegt. Diese erste Verdachtsdiagnose sollte durch eine möglichst frühzeitige sorgfältige Diagnostik abgelöst werden. Nur so kann man entsprechend des Symptomcharakters des Tinnitus die sehr unterschiedlichen Ursachen feststellen und möglichst beheben. Es gilt der Grundsatz: Je früher, desto besser.

Hörsturz:

Unter Hörsturz versteht man einen plötzlichen Verlust des Gehörs oder eine plötzliche Hörminderung, meist begrenzt auf ein Ohr. Häufig ist dieser von Ohrgeräuschen und seltener auch von Schwindel begleitet. Man nimmt aufgrund zahlreicher Studien an, dass sich der Hörsturz in manchen Fällen von selbst wieder behebt (Spontanheilung). Oft bleibt aber ein Ohrgeräusch und/oder ein Hörverlust zurück.

Halswirbelsäulenerkrankungen:

Veränderungen und funktionelle Blockierungen der Halswirbelsäule (HWS) können zu Ohrgeräuschen führen oder sie sogar verstärken. Neuerdings erleben wir das auch häufig als Folge eines unfallbedingten Schleudertraumas.

Zahn-Kiefer-Erkrankungen:

Kieferfehlstellungen, Zahnextraktionen, Zahnfüllungen, Zähneknirschen (Bruxismus) usw. können unterstützende Ursachen des Tinnitus sein.

Presbyakusis:

Presbyakusis ist das Nachlassen der Hörfähigkeit im vorgerückten Alter. Hohes Alter ist aber nicht unbedingt mit einem Rückgang der Hörfähigkeit verbunden, und verminderte Hörfähigkeit führt nicht unbedingt zu einem Tinnitus.

Akustikusneurinom:

Akustikusneurinom bezeichnet einen gutartigen Tumor am Hörnerv. Es macht sich nur durch einseitige Ohrgeräusche bemerkbar. Infolge seines Wachstums stellt es eine der wenigen gefährlichen Ursachen für Ohrgeräusche dar. Erfreulicherweise kommt es nur sehr selten vor.

Morbus Menière:

Unter Morbus Menière versteht man einen anfallsweisen Drehschwindel. Dieser ist mit Schwerhörigkeit und einem Ohrgeräusch verbunden. Die Anfälle können selten bis häufig auftreten. Mit der Zeit bleibt ein Restgeschehen zurück, meistens in Form einer zunehmenden Schwerhörigkeit im Mitteltonbereich und einem Tinnitus.

Weitere Ursachen:

Neben diesen hauptsächlichen Ursachen gibt es zahlreiche weitere denkbare Ursachen. Wir führen sie hier nur kurz auf, damit Sie darüber mit Ihrem behandelnden Arzt sprechen können.

- Herz-Kreislauf-Erkrankungen, insbesondere Herzrhythmusstörungen
- Stoffwechselerkrankungen: Diabetes, Erhöhung der Blutfettwerte
- Nierenerkrankungen
- Störungen des Hormonhaushaltes: Hypo- und Hyperthyreose, Störungen während der Menopause (Hormonpflaster)
- Mittelohrprobleme: Tinnitus-Probleme können auch bei Mittelohrerkrankungen auftreten, wie z. B. harmlose Tubenfunktionsstörungen, oder aber auch bei akuten oder chronischen Entzündungen des Mittelohrs, Spasmen der Mittelohrmuskeln oder auch bei Otosklerose.

- Die Ursache der Otosklerose ist weiterhin unklar, wenngleich eine erbliche Komponente als gesichert gilt. Als weitere Ursache für Otosklerose werden Stö-rungen des Hormon-, Knochen- oder Stoffwechselhaushaltes sowie abgelaufene Infekte genannt.

  Die Otosklerose kommt bei ca. 1% der Bevölkerung vor. In 80 % der Fälle tritt sie beidseitig auf und nur in 20 % der Fälle auf einem Ohr. Auch tritt sie häufig zwischen dem 20. und 40. Lebensjahr auf, wobei Frauen annähernd doppelt so häufig betroffen sind wie Männer.

  Im wesentlichen kommt es bei der Otosklerose im Rahmen eines Knochenumbaues zu einer Verknöcherung des Überganges des dritten Gehörknöchelchens „Steigbügel" zum Innenohr.

  Die bevorzugte Therapie der Otosklerose ist die operative Behandlung, indem man den fixierten Steigbügel teilweise entfernt und ihn durch eine Prothese ersetzt.

- Vergiftungen (Intoxikationen), insbesondere durch Medikamente wie Diuretika und einige Antibiotika, sowie ASS (z.B. Aspirin).

  Setzen Sie diese Medikamente nicht eigenmächtig ab, da sie für gewisse Behandlungen unerläßlich sind, sondern halten Sie zunächst mit Ihrem Arzt Rücksprache.

- Schädel-Hirn-Trauma, Erkrankungen des Zentralen Nervensystems.
- Narkosen, insbesondere Rückenmarknarkosen (Spinalanaesthesie).

Eine umfangreiche und sorgfältige Diagnostik ist unerläßlich. Jedoch sollten Sie wissen, dass nicht bei jedem Tinnitusbetroffenen das gesamte Diagnostikrepertoire notwendig wird.

Eine umfangreiche und sorgfältige Diagnostik ist einfach unerlässlich.

Die deutsche Gesellschaft für Hals-Nasen-Ohrenheilkunde, Kopf und Halschirurgie, hat inzwischen die „Leitlinie Tinnitus" herausgegeben. Diese Leitlinie stellt jedoch keine Vorschrift für die Ärzte dar, sie ist aber auch nicht völlig unverbindlich. Ein Arzt muß schon gute Gründe haben, wenn er von den Vorgaben der Leitlinie abweichen will.

Die Leitlinie unterteilt den Zeitverlauf des (subjektiven Tinnitus) wie folgt:

Akut – weniger als 3 Monate

Subakut – ca. 3 Monate bis zu 12 Monaten

Chronisch – länger als ein Jahr

Der Schweregrad wird unterteilt in:

1. Kompensiert:

Der Patient registriert das Ohrgeräusch, kann jedoch damit umgehen, so dass zusätzliche weitere Symptome nicht auftreten, es besteht nur ein geringer Leidensdruck. Die Lebensqualität wird nicht wesentlich beeinträchtigt.

2. Dekompensiert:

das Geräusch hat massive Auswirkungen auf sämtliche Körper- und Lebensbereiche, es führt zur Entwicklung weiterer Symptomatiken, z. B. Angstzustände, Schlafstörungen, Konzentrationsstörungen, Depressionen. Es besteht ein hoher Leidensdruck. Die Lebensqualität ist wesentlich beeinträchtigt. Hier muss man natürlich dazu sagen, dass alle psychischen Störungen, Schlafstörungen und Depressionen auch Ursachen von Ohrgeräuschen sein können.

Außerdem gibt es noch eine weitere Einteilung nach Schweregraden:

Grad 1:

Kompensiertes Ohrgeräusch, kein Leidensdruck.

Grad 2:

Der Tinnitus tritt hauptsächlich in Stille, d. h. abends, in Erscheinung und wirkt sich störend bei Stress und psychischen Belastungen aus. Geringer Leidensdruck.

Grad 3:

Der Tinnitus führt zu einer Dauerbeeinträchtigung im privaten und beruflichen Leben, es treten Störungen im emotionalen und kognitiven Bereich auf. Großer Leidensdruck.

Grad 4:

Der Tinnitus führt zu einem vollständigen Zusammenbrechen im beruflichen und privaten Bereich. Extrem hoher Leidensdruck.

Natürlich werden auch weitere Aspekte in den Leitlinien betrachtet. So wird über eine notwendige Diagnostik oder im Einzelfall nützliche Diagnostik berichtet.

Gewisse audiometrische Untersuchungen mit hohen Schallpegeln (z. B. BERA) sollten jedoch nicht vor Ablauf einer Woche nach Auftreten des Tinnitus erfolgen.

Die im Einzelfall nützliche Diagnostik muss medizinisch sinnvoll und ökonomisch vertretbar sein. Sie soll im wesentlichen zur ätiologischen

(Ätiologie – Lehre von Krankheitsursachen) Abklärung, Beratung und Therapie beitragen.

Akuter Tinnitus – was tun?

Wie vorher bereits erwähnt, kommen Ohrgeräusche bei allen Menschen spontan und für kurze Zeit vor. Beim erstmaligen Auftreten von Ohrgeräuschen empfiehlt die Deutsche Tinnitus-Liga, erst einmal gründlich auszuschlafen, um zur Ruhe zu kommen. Falls die Geräusche am nächsten Tag noch vorhanden sind, sollte jedoch als Eilfall unbedingt ein Hals-Nasen-Ohren-Arzt aufgesucht werden.

Beim erstmaligen Auftreten von Ohrgeräuschen empfiehlt es sich, erst einmal gründlich auszuschlafen.

Dieser wird dann die erforderliche HNO-ärztliche Diagnostik (Hörtest, Trommelfelltest, Muskelreflextest, Hirnstammaudiometrie, ggf. otoakustische Emissionen und eine Gleichgewichtsorganprüfung) veranlassen. In den allermeisten Fällen wird nun eine Akutbehandlung eingeleitet.

Tinnitus-Akutbehandlung: Mit der Behandlung des akuten Tinnitus soll eine Reaktivierung und eine Revitalisierung der kleinen Haarzellen im Innenohr erreicht werden. Dazu werden täglich durchblutungsfördernde Infusionen mit Medikamentenzusätzen verabreicht. Ggf. werden hier auch Kortisongaben empfohlen. Ganz wichtig ist jedoch, dass der Patient für die Zeit der Behandlung aus seiner belastenden beruflichen oder häuslichen Situation herausgenommen werden muß. Dies geschieht durch einfache Krankmeldung oder durch stationären Krankenhausaufenthalt. Auch wenn das gerade für Tinnituspatienten schwierig ist, die Ruhigstellung hat einen wichtigen therapeutischen Effekt. Sie kann dazu beitragen, dass Ihre Selbstheilungskräfte wieder aktiviert werden. Sperren Sie sich also nicht, wenn der Arzt hier auch einen Krankenhausaufenthalt vorschlägt.

Wichtig für Sie ist dann jedoch die Kontaktaufnahme mit der Deutschen Tinnitus-Liga, die Sie umfassend über das Ohrgeräusch informieren wird. Hier sollen unbegründete Ängste und Furcht abgebaut werden.

Eine wichtige Rolle im therapeutischen Hilfsangebot spielt die Tinnitus-Retrainingstherapie.

Falls die durchblutungsfördernde Infusionstherapie nach 7–14 Sitzungen nicht greift, so ist die Behandlung in einer Sauerstoff-Überdruckkammer (hyperbare Sauerstofftherapie, HBO-Therapie)

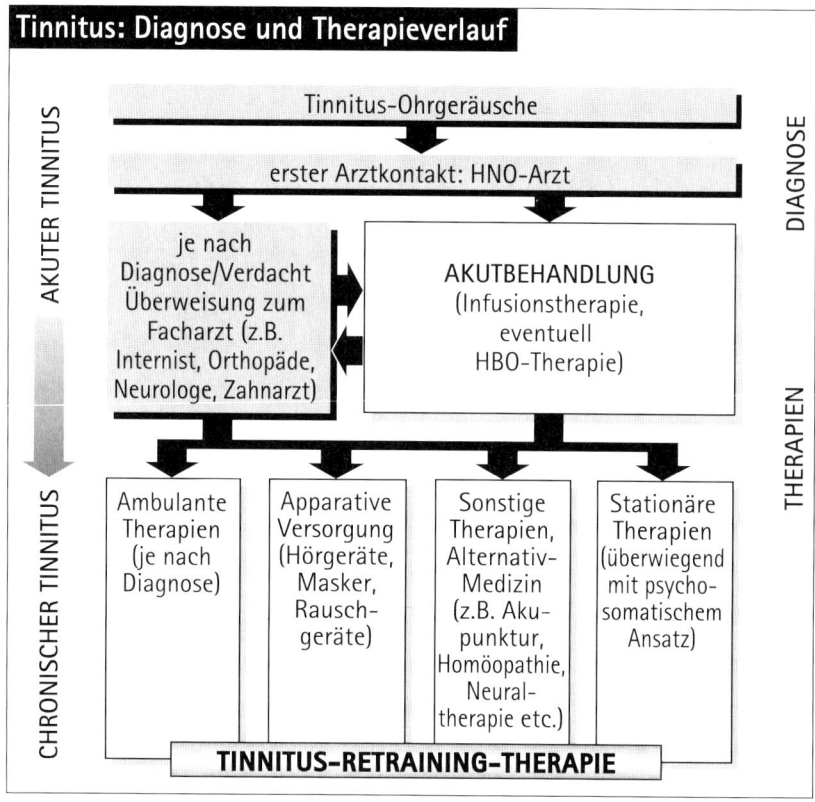

angezeigt. Manche Fachleute gehen davon aus, dass hierzu jedoch eine akute Schädigung des Innenohres mit einem Hörverlust vorliegen muß.

Die Leistung wird leider nur auf Antrag von den Krankenkassen übernommen. Aber auch hier muß die Behandlung aus medizinischer Sicht so schnell wie möglich erfolgen.

Falls Sie sich über die Sauerstofftherapie informieren wollen, so können Sie dies in den einzelnen Therapiezentren tun. Auch hierzu kann Ihnen die Tinnitus-Liga Auskunft geben. Sollte nun wider Erwarten weder die Infusions- noch Sauerstofftherapie anschlagen, so ist dies noch kein Grund zur Panik. Das Ohrgeräusch kann sich trotzdem im Laufe des weiteren Lebens normalisieren. Einen ganz wichtigen Beitrag stellt die Tinnitus-Retraining-Therapie dar, um die es hier in diesem Buch gehen soll.

Zusätzlich gibt es weitere zahlreiche Therapiemöglichkeiten aus schulmedizinischen oder alternativen Bereichen. Teilweise haben diese Therapiemöglichkeiten unterstützende oder lindernde Bedeutung. Hierzu zählt die Akupunktur, Homöopathie, Neuraltherapie, Iontophorese, Tai Chi, Bioresonanztherapie oder andere alternative Verfahren. Ihr Stellenwert bei der Tinnitusbehandlung ist jedoch noch unklar und zum Teil umstritten.

Über weitere Informationen zur Akutbehandlung beim Tinnitus informiert Sie die Deutsche Tinnitus-Liga mit ihrer Tinnitus-Informationsbroschüre, die Sie dort telefonisch anfordern können.

Wie wir hören

Über die Ohrmuschel, den Gehörgang, das Trommelfell, mit den ihm angeschlossenen drei Gehörknöchelchen (Hammer, Amboss, Steigbügel) treffen die Schallwellen auf die Hörschnecke (Fachausdruck Cochlea – bezeichnet das sogenannte Innenohr). Innerhalb der mit Lymphflüssigkeit gefüllten Hörschnecke, wird der mechanisch weitergeleitete Schall mittels komplizierter mechanischer/chemischer Vorgänge in elektrische Signale umgewandelt.

Dieser Prozeß ist hochkompliziert und auch heute noch nicht bis ins letzte Detail geklärt. Die eigentlichen Hörnerven sind die sogenannten Haarzellen des Innenohres. Nachdem der Schall in der Hörschnecke angekommen ist, entsteht dort eine sogenannte Wanderwelle, die über die Haarzellen hinwegstreicht und sie auslenkt und somit eine Erregung in Gang setzt. Die Hörschnecke selber ist ein winzig kleines Organ von etwa der Größe einer Erbse.

Von hier aus bildet sich der Hörnerv, der aus etwa 15 000 (manche Autoren sprechen von 30 000) unterschiedlichen Fasern besteht. Die elektrischen Signale werden dann über den Hörnerv bis zur Hörrinde (Hörspeicher) weitergeleitet (Kreuzung auf die Gegenseite).

> Das Hören ist ein hochkomplizierter Prozess, der heute noch nicht bis ins Detail geklärt ist.

Mit dem Zeitpunkt unserer Entstehung und in frühester Kindheit werden dem dann noch relativ leeren, aber informationshungrigen Hörspeicher alle Geräuscheindrücke angeboten und darin festgehalten. Anschließend findet immer wieder ein ständiger Vergleich der vom Ohr kommenden elektrischen Muster mit den bekannten Mustern im Speicher statt. Jedesmal, wenn das vom Ohr kommende Muster mit einem im Hörspeicher befindlichen Muster übereinstimmt, hören wir einen Ton. Die Hörrinde ist nun ihrerseits in der Lage, die einzelnen übereinstimmenden Muster zu bewerten. So entsteht das Phänomen Hören. Ein anderer Bereich des Gehirnes, der örtlich nahe dem Hörzentrum liegt, ordnet dem Gehörten eine Bedeutung zu und interpretiert die Geräusche, die wir als eine Folge von Tönen, Sprache oder Musik wahrnehmen. Falls es z. B. eine fremde Sprache ist, so können wir diese zwar hören, ihre Bedeutung jedoch zunächst nicht verstehen.

Die bewußte Wahrnehmung von Geräuschen findet also nahe der Oberfläche unseres Gehirns statt. Die Hörschnecke selber ist dabei ein überraschend lauter Ort, an dem beständig mechanische, chemische und elektrische Aktivitäten in den etwa 15 000 Haarzellen stattfinden. Diese Laute können heute mittels empfindlicher Mikrophone (Otoakustische Emissionen - OAE) sogar über den Computer beobachtet werden. Die Hörbahn muß man sich als ein elektrisches System vorstellen, in dem kleinste Ströme fließen. Wie in jedem elektrischen System, entstehen auch hier spontane Aktivitäten oder Entladungen, wie wir sie auch von anderen elektrischen Geräten (z. B. Hifi-Lautsprecher) her kennen.

Bereits 1953 haben zwei Ohrforscher (Heller und Bergmann) einen bedeutungsvollen Versuch gemacht, aus dem sich wesentliche Erkenntnisse der heutigen Retrainingtherapie ableiten. Hörgesunde Patienten, die vorher nie über Tinnitus geklagt hatten, wurden in einen schallisolierten Raum gesetzt. Anschließend gaben fast all diese Patienten Phänomene an, wie wir sie von Ohrgeräuschen her kennen. In jedem Ohr, in jeder Hörbahn, entstehen also spontan Töne, die wir im Normalfall jedoch gar nicht wahrnehmen, weil unser Gehirn die Fähigkeit besitzt, diese Töne auszublenden. Nur dann, wenn wir in schallisolierten Räumen sind oder ganz bewußt in uns hinein horchen, können wir diese Töne hören.

> Unser Gehirn besitzt die Fähigkeit, Geräusche und Töne auszublenden.

Andererseits gibt es in dem höchst kompliziert aufgebauten Hörsystem natürlich immer Fehlfunktionen und Störungen. So kann es z.B. zu Defekten im Bereich der Haarzellen (Hörzellen) kommen, wie wir sie beim Lärmtrauma, langjähriger Lärmarbeit oder bei einem Hörsturz beobachten. Es gibt aber auch zentrale Verarbeitungsstörungen oder psychisch-seelische Veränderungen, die die Quelle eines Ohrgeräusches seien können.

Nach den klinischen Untersuchungen der beiden Tinnitus-Experten Hesse und Nelting (Bad Arolsen) ist der Tinnitus jedoch am häufigsten Fol-

ge einer Fehlfunktion der Hörschnecke. Die Störung im Bereich des sogenannten Innenohres findet laut Hesse/Nelting fast immer im Bereich der
äußeren Haarzellen statt. Die Aufgabe der äußeren Haarzellen ist es,
Schallreize zu verstärken oder abzuschwächen. Diese äußeren Haarzellen
können beschädigt werden, es kann zu Überaktivitäten kommen oder auch
zur Ablösung der Haarzellen von ihren Membranen.

Wenn wir bestimmte Frequenzen nicht mehr gut hören (z.B. Schwerhörigkeit), dann fordert die Hörrinde eine besondere Aktivität gerade der
Sinneszellen, die für die fehlenden Frequenzen zuständig sind. Dies würde
erklären, warum der Tinnitus fast immer in den Frequenzen des größten

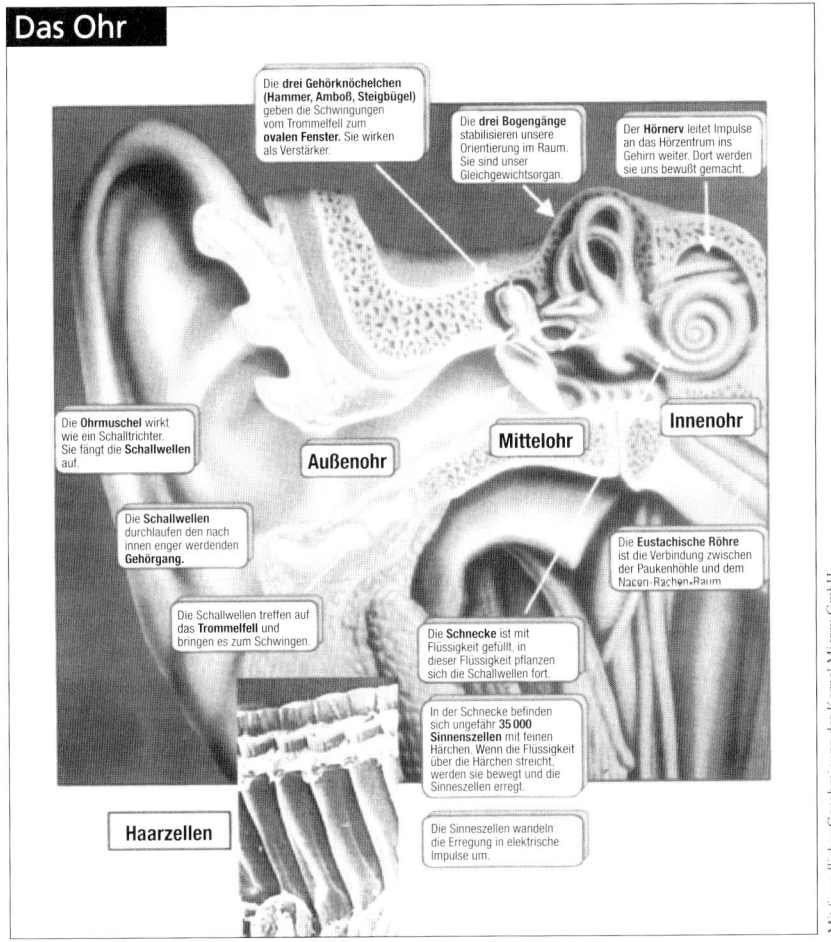

Das Ohr

Die **drei Gehörknöchelchen**
(Hammer, Amboß, Steigbügel)
geben die Schwingungen
vom Trommelfell zum
ovalen Fenster. Sie wirken
als Verstärker.

Die **drei Bogengänge**
stabilisieren unsere
Orientierung im Raum.
Sie sind unser
Gleichgewichtsorgan.

Der **Hörnerv** leitet Impulse
an das Hörzentrum ins
Gehirn weiter. Dort werden
sie uns bewußt gemacht.

Die **Ohrmuschel** wirkt
wie ein Schalltrichter.
Sie fängt die **Schallwellen**
auf.

Innenohr

Mittelohr

Außenohr

Die **Schallwellen**
durchlaufen den nach
innen enger werdenden
Gehörgang.

Die **Eustachische Röhre**
ist die Verbindung zwischen
der Paukenhöhle und dem
Nasen-Rachen-Raum.

Die Schallwellen treffen auf
das **Trommelfell** und
bringen es zum Schwingen.

Die **Schnecke** ist mit
Flüssigkeit gefüllt, in
dieser Flüssigkeit pflanzen
sich die Schallwellen fort.

In der Schnecke befinden
sich ungefähr **35 000
Sinnenszellen** mit feinen
Härchen. Wenn die Flüssigkeit
über die Härchen streicht,
werden sie bewegt und die
Sinneszellen erregt.

Haarzellen

Die Sinneszellen wandeln
die Erregung in elektrische
Impulse um.

Mit freundlicher Genehmigung der Kornel Mierau GmH H

Hörverlustes auftritt. Für den Tinnitus und die Tinnitus-Retraining-Therapie ist es jedoch letztlich völlig unerheblich, ob der Tinnitus aus einer Spontanaktivität entspringt oder auch aus einer Schädigung des Innenohres oder anderer akustischer Stationen. Entscheidend ist immer die Übertragung und die weitere Verarbeitung und damit auch die Bedeutung, die wir diesem Ohrgeräusch beimessen.

Die Bedeutung von Geräuschen

Geräusche sind für uns von einer enormen Wichtigkeit bei der Überprüfung unserer Umgebung geworden. Betrachtet man die Entwicklung (Evolution) des Menschen, so sieht man, dass das Gehör von Tieren speziell und besonders fein ausgerüstet war. Diese Fähigkeit, ein außerordentlich scharfes Gehör zu entwickeln, mit dem sie schon geringe Geräusche eines möglichen Angreifers über große Entfernungen wahrnehmen konnten, trug zum Überleben der einzelnen Arten bei. Warnsignale erzeugen heftige Angst und lösen dementsprechende Stressreaktionen in unserem Körper aus. Manche Geräusche werden wir als Warnsignale identifizieren, andere hingegen lösen bei uns Gefühle von Sicherheit und Geborgenheit aus. Wir erleben das im täglichen Leben durch das Signalhorn eines Rettungswagens oder durch das beruhigende Rauschen der Blätter oder das Plätschern eines Baches.

Wir nehmen nur etwa 30 % der uns umgebenden Geräusche wahr. Die anderen Geräusche werden in unserem Hirn sofort ausgeblendet; es hält sie, aufgrund des bisherigen Wissens und unserer bisherigen Erfahrung, für unwichtig.

Manche Geräusche identifizieren wir als Warngeräusche.

Die zentralen Hörbahnen in unserem Gehirn sind nach neuesten Forschungen vielfältig mit einem Areal verbunden, das wir als limbisches System bezeichnen. Dieses hat sich evolutionsgeschichtlich aus dem Riechhirn der Tiere entwickelt und stellt den ältesten Teil unseres Gehirnes dar. Beim Menschen ist das limbische System für Emotionen und Lernen zuständig. Jeder Ton, den wir hörten und dessen Bedeutung wir gelernt haben, bekommt im limbischen System ein „emotionales Etikett". Dieses Etikett ist aber nicht für ein ganzes Leben festgelegt, es kann sich von Zeit zu Zeit ändern, je nach dem, in welchem Zusammenhang wir es hören oder auch, wie wir uns gerade fühlen. Wenn wir den Tinnitus behandeln, dann müssen wir also zunächst klären, warum gerade dieser konkrete Ton als störend empfunden wird.

Der Tinnitus und der innere Filter

Nach Befragungen empfinden ungefähr 80% der Tinnitus-Patienten den Tinnitus nicht als aufdringlich, störend oder angsteinflößend. Dabei spielt die Qualität oder die Lautheit des Ohrgeräusches überhaupt keine Rolle. Der wesentliche Unterschied besteht darin, dass diejenigen, die den Tinnitus als störend empfinden, ihn auch als eine Bedrohung bewerten. So wie die Tiere durch das Geräusch des Angreifers alarmiert werden, so alarmiert auch der Tinnitus diese Personen, er versetzt sie in Furcht und Angst. Hier wird also ein Teil unser bisherig so erfolgreichen Überlebensstrategie ganz klar zu unseren Ungunsten umgepolt.

Jeder von uns kennt mehrere Lebenssituationen, in denen Geräusche (dauerhafte oder sehr laute) von uns nach einer gewissen Zeit gar nicht mehr wahrgenommen werden. Wir überhören hier also die Geräusche. Offensichtlich hat unser Gehirn die Fähigkeit, bestimmte Geräusche zu unserem eigenen Nutzen einfach auszublenden, so z. B. das Brummen des Kühlschrankes, das Klappern der Gläser, das Brummen der Halogendeckenleuchte oder auch das Geräusch des Lüfterrades am Computer. Andererseits gibt es natürlich Geräusche, die wir niemals überhören, z. B. Polizeisirenen. Es gibt jedoch auch ganz leise Geräusche, die wir sehr wohl sofort wahrnehmen. Die Mütter kennen das Phänomen bereits, dass selbst kleinste und leiseste Regungen des Babys im Nebenzimmer wahrgenommen werden, weil sie eben für die Mutter wichtig sind. Gleichzeitig überhört sie aber die wesentlich lauteren, aber für sie unwichtigeren Geräusche wie etwa das Schnarchen des liebenswerten Gatten.

Ein Teil unserer erfolgreichen Lebensstrategie wird umgepolt.

Neue und wichtige Informationen werden von unserer Hörrinde wesentlich stärker wahrgenommen als bekannte oder vermeintlich unwichtige Informationen. Die jede Nacht auftretenden Knackgeräusche in einer Wohnung werden herausgefiltert, weil bedeutungslos. Mögliche knackende Geräusche beim Heraufgehen einer Treppe werden jedoch sofort wahrgenommen. Diese Phänomene sind für uns eigentlich nur schwer zu begreifen. Um sie zu verstehen, müssen wir wissen, was in unserem leistungsfähigen Gehirn alles passiert. Wir müssen uns damit auseinandersetzen, wie die tatsächliche Hörwahrnehmung aussieht. Nur dann, wenn wir diese Leistung unseres Gehirnes verstehen, können wir mit der vermeintlichen Bedrohung durch den Tinnitus anders umgehen.

Ein erstmalig auftretendes Ohrgeräusch ist ein Signal, von dem ein Muster in unserem Speicher noch nicht vorhanden ist. Logischerweise kann es jetzt nicht zugeordnet werden. Dieses neue Erlebnis führt zu einer Änderung des bisher stabilen Zustandes, ein Unbehaglichkeitsgefühl stellt sich ein. Solange unser Hirn nicht in der Lage ist, eine ordentliche Bewertung dieses Geräusches durchzuführen, wird es den Tinnitus mit verständlichem Mißtrauen betrachten.

Erst dann, wenn wir den Tinnitus wirklich deuten können und er seine angstmachenden Eigenschaften verliert, werden wir unsere Wahrnehmung vom Tinnitus ablenken können.

Das Verständnis, die Beratung und die Aufklärung stellen eine wichtige Therapiesäule der Tinnitus-Retraining-Therapie dar.

Viele Menschen mit Ohrgeräuschen beklagten den Verlust der Stille – etwas, was man vorher eher als selbstverständlich genossen hat und erst im nachhinein so richtig zu schätzen weiß. Darüberhinaus erleben viele Patienten ihren Tinnitus als ziemlich bedrohlich, sie fürchten ihn und interpretieren ernsthafte Krankheiten hinein. Viele Menschen fürchten auch, dass ihr Tinnitus immer lauter wird, Ewigkeiten anhält, oder gar nicht geheilt werden kann. Das Eindringen des Tinnitus in das Gehirn, das Wegnehmen des „Rechtes auf Stille", begründet die Bedrohung, mit der die Patienten den Tinnitus erleben. So kommt es, dass der Tinnitus fortwährend Ruhe und Frieden des Patienten stören kann, die Konzentration bei der Arbeit beeinflussen kann und die eigentlich erholsamen Aktivitäten durch seine bloße Anwesenheit stört.

Wichtig: Die negative Bewertung gibt dem Tinnitus die Kraft.

Unglücklicherweise werden diese Befürchtungen aber auch noch durch Ratschläge verstärkt, indem man dem Patienten sagt, dass man nichts gegen Tinnitus tun kann. Letztendlich bleiben viele Tinnitus-Leidende, die äußerst ärgerlich über die Behandlung oder den Mangel an Therapiemöglichkeiten klagen. Manchmal fühlen sich Patienten auch schuldig, manche Behand-lungen unterlassen zu haben. Auch gute Ratschläge von anderen („Das hat mir damals sehr geholfen"), verstärken diese Schuldgefühle. Furcht, Angst, Zorn und Schuld sind sehr mächtige Emotionen, die die Aufmerksamkeit auf den Tinnitus nur noch erhöhen.

Das Hören ist schon vor unserer Geburt eine wesentliche Quelle von Information und eng mit unserem emotionalen inneren Haushalt verknüpft. Akustische Eindrücke sind eng mit Erinnerungen und unserem emotionalen Wohlbefinden verbunden. Musik in unseren Ohren kann uns in emotionale Höhen und Tiefen heben, als ob unsere Seele unmittelbar berührt würde. Geräusche dringen vor bis in unseren innersten Kern und Taubheit ist ein Schicksal, das uns bis in unser Innerstes betrifft.

Nach den Erfahrungen der Professoren Hazell und Jastreboff kann sich der Tinnitus bessern, wenn der Patient diese Gefühle überwindet und aufhört, sich Gedanken über seinen Tinnitus zu machen. Bei manchen Patienten mündet die extreme Angst vor dem Ohrgeräusch in einen phobischen Zustand, wie wir ihn aus Ängsten vor Spinnen, engen Räumen oder dem Fliegen kennen. Viele Tinnitus-Patienten kennen derartige Probleme.

In solchen Zuständen muß ein langsamer Prozeß der Wiedergewöhnung (Desensibilisierung) durchgeführt werden, der den Patienten immer wieder mit dem gefürchteten Objekt konfrontiert, damit er es zunächst toleriert und später als ein völlig normales Phänomen akzeptieren lernt.

Auch wenn bei vielen Menschen die Reaktion auf ein Ohrgeräusch nicht sonderlich stark ist, so bleiben doch Gefühle wie Verärgerung oder Unwohlsein bestehen. Auch wenn keine starken Gefühle ausgelöst werden, so werden doch das oben

Tinnitus wäre kein Problem für Sie, wenn Sie ihm nicht Ihre Aufmerksamkeit schenken würden.

beschriebene limbische System und das autonome Nervensystem stimuliert – Ablehnung entsteht, Aggression entsteht, und somit wird die Lebensqualität gemindert.

Es wird klar, dass Ohrgeräusche nicht nur durch einen rein ohrbezogenen Therapieeinsatz behandelt werden können. Es bedarf hierzu einer neuen Therapieform, die im Wesentlichen aus der Zusammenarbeit verschiedener Berufsgruppen und dem Zusammenwirken der einzelnen damit verbundenen Therapiesäulen besteht.

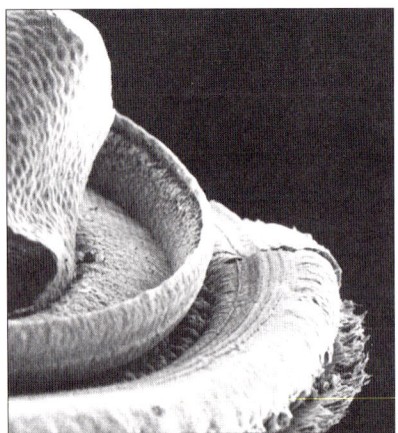 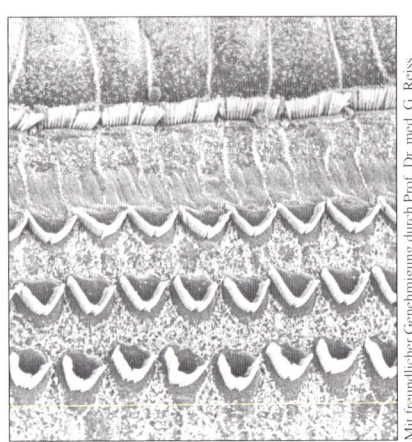

Mit freundlicher Genehmigung durch Prof. Dr. med. G. Reiss

Aufsicht auf das Cortiorgan   *Äußere und innere Haarzellen*

Die Tinnitus – Retraining – Therapie basiert darauf, dem Patienten auf mehreren Ebenen die Möglichkeit zu bieten, das Tinnitusgeräusch in einer positiven Weise zu integrieren und bewußt damit leben zu lernen. Sie läßt ihn nicht alleine, sondern gibt ihm Hilfestellung auf der Ebene von

- Information über die gesundheitlichen Konsequenzen
- Einstellung durch ein Geräuschgerät, mit dem der Patient lernt, mit dem Tinnitusgeräusch im Alltag zu leben
- Psychosomatischer Therapie zur inneren Einstellungsänderung und Neubewertung der emotionalen Konsequenzen

Wahrnehmung und Gewöhnung (Habituation)

Die Anwesenheit eines ständig bestehenden Stimulus bewirkt gewöhnlich beim Menschen eine Gewöhnung (Habituation), wobei der Mensch stetig abnehmend auf den Stimulus reagiert. Wir wissen das aus der Forschung mit Patienten, die unter Phobien leiden. Auch haben wir diese Mechanismen vorher erläutert.

Für den Tinnitus bedeutet das, dass er dann nicht mehr hörbar sein wird, wenn wir ihm keine Aufmerksamkeit mehr schenken.

Die Tinnitus-Retraining-Therapie versucht dies zu erreichen. Dieser Prozess kann jedoch Monate bis Jahre dauern. Interessant ist, dass nach Therapiebeginn jedoch der Tinnitus als weniger unangenehm oder störend empfunden wird, auch wenn er gleichlaut geblieben ist. Diesen Vorgang nennt der Mediziner Habituation, der Tinnitus wird über größere Zeiträume leiser und soll schließlich ganz verschwinden, indem er zu einem Teil der Hintergrundgeräusche („Sound of silence"– Simon and Garfunkel) wird. Diesen Vorgang bezeichnen die Ohrforscher als Gewöhnung der Wahrnehmung.

Ziel der Tinnitus-Retraining-Therapie ist, die Tinnitus-Wahrnehmung aus dem Bewußtsein wieder zu entfernen und eine neue Gewöhnung an das

Eine Tinnitus-Behandlung baut auf mehreren Säulen auf.

Geräusch zu fördern. Eine solche Behandlung baut auf mehreren Säulen auf und ist im Alltag nicht ganz so leicht zu verwirklichen. Ein Erfolg kann nur eintreten, wenn der Patient sich zu regelmäßigen Vorstellungen wieder bei seinem Hals-Nasen-Ohren-Arzt einfindet und ein sogenanntes Counsiling durchführt, die Zusammenarbeit zwischen den beteiligten Arztgruppen reibungslos funktioniert und die einzelnen individuellen Entstehungsmechanismen des Tinnitus, aber auch die individuellen Fähigkeiten, Lösungen herbeizuführen, berücksichtigt werden.

Wie in vorangegangenen Abschnitten schon zu lesen war, kommt es zu einer Konditionierung durch den Tinnitus. Das Ohrgeräusch wird als

Die Filter der Hörbahnen müssen reaktiviert werden.

störend empfunden und es dominiert unser gesamtes akustisches Erleben. Der Tinnitus wird automatisch mit negativen Emotionen verknüpft und eine derartige Verknüpfung läßt sich nur schwer lösen. Hierzu sind unter anderem verhaltenstherapeutische Maßnahmen erforderlich. Die hemmenden Bahnen, die Filter der Hörbahnen, müssen reaktiviert werden. Hierzu müssen Veränderungen an den Schaltstellen der Nervenbahnen und an den Verknüpfungen der Hörwahrnehmung mit den emotionalen Gehirnzentren (Limbisches System) stattfinden. Damit dies gelingt, braucht der Patient viel Geduld und Zeit. Ganz wichtig ist jedoch auch die Erkenntnis, dass hier der Arzt nur

Ziel der Tinnitus-Retraining-Therapie ist also die Entkopplung des Ohrgeräusches von den damit verbundenen negativen Gefühlen. Ziel ist es auch, die psychische Bedeutung des Tinnitus zu verringern und eine Reorganisation aller Funktionen der akustischen Wahrnehmung zu erreichen.

Retraining-therapie

unterstützend eingreifen kann. Getreu einem alten medizinischen Lehrsatz „Der Arzt kann helfen, die Natur muß heilen", könnte man hier sagen „Der Arzt kann helfen, aber die Arbeit muß der Patient selbst machen".

Die Tinnitus-Retraining-Therapie nutzt dazu die Fähigkeit unseres Nerven-systems, Reize einfach wegzufiltern.

Äußere Stille meiden, innere Stille üben

Wie oben bereits erwähnt, haben zwei Ohrforscher (Heller und Bergmann) 1953 ein Experiment durchgeführt, das ganz klar zeigt, dass Tinnitus im hohen Maße von der Stille abhängig ist. So ist zu erklären, dass er meist erstmalig nachts in einem gut abgeschirmten Schlafzimmer oder im ruhigen Wohnzimmer am Abend wahrgenommen wird. Das Verbleiben (das Quälende des Ohrgeräusches) des Tinnitus hängt jetzt ganz von der ihm gegebenen Bedeutung ab.

Bitte kein Oropax oder anderweitige Silikonknete ins betroffene Ohr stecken.

Die kleine Kerze am Ende eines großen abgedunkelten Raumes wird uns besonders hell erscheinen, solange das Licht nicht angestellt wird und die Kerze damit praktisch unbemerkbar macht. Tinnitus-Patienten kann man nur den Ratschlag geben, extreme Stille zu meiden. Ein großes Problem haben natürlich Tinnitus-Patienten mit einer sogenannten Hyperakusis (extreme Empfindlichkeit auf Geräusche; siehe Kapitel „Hyperakusis"). Diese Patienten suchen gerade besonders stille Plätze auf, das ist natürlich grundverkehrt. Somit sind sie in dieser Beziehung sich selbst der schlimmste Feind. Auch sollte man nicht versuchen, das Ohr hermetisch nach außen hin abzuschließen, also bitte kein Oropax oder anderweitige Silikonknete ins Ohr.

Stille wird laut

In der Regel gilt: Je stärker die äußere Stille, desto lauter der Tinnitus. Je mehr Sie ihr Ohr nach außen verschließen, um so lauter wird der innere Tinnitus.

Innere Stille ist also nicht von der äußeren Stille abhängig. Sie ist eine innere Qualität, die wesentlich durch unsere innere Einstellung und Fähigkeit zur Ruhe und Entspannung geprägt ist. Der Tinnituspatient sieht durch den

Tinnitus sein Stilleerleben bedroht und findet nur schwierig einen ruhigen inneren Raum. Durch das Annehmen des Symptoms Tinnitus und seine Anerkennung, durch das Tragen eines Rauschgerätes und das innere Üben von Neubewertungen der Stille findet der Tinnituspatient wieder zu einem inneren Gleichgewicht. Durch die T-R-T lernen wir wieder, uns in Gegenwart von von außen und von innen kommenden Geräuschen zu entspannen und diese als einen Teil unseres Lebens zu akzeptieren.

Ausnahmen bestätigen bekanntlich die Regel. Es gibt auch immer wieder Patienten, die gerade bei Lärm in der Umgebung besonders unter Tinnitus leiden, also wohl ein typischer Schaden des Hörorgans.

Wie beim Thema Hörverlust bereits besprochen, versucht das Gehirn immer dann, wenn akustische Reize fehlen, jede Information zu verarbeiten. Selbst leiseste Geräusche werden entdeckt, verarbeitet und verstärkt. Die meisten Tinnitus-Patienten haben die leidige Erfahrung gemacht, dass sie etwa gerade in Phasen der Stille (vor dem Einschlafen) mehr Probleme mit ihrem Tinnitus haben und dass gerade dann der Tinnitus besonders laut ist. Hier bietet der Handel einige Einschlafhilfen für Tinnitus-Patienten an, hier haben sich Kassetten mit Bach- oder Meeresrauschen oder mit entspannender Musik bewährt. Aber auch individuell (von Ihnen persönlich angefertigte Kassetten) können eingespielt werden.

Schwerhörigkeit und Tinnitus / Hörminderung und Tinnitus

Das erste funktionstüchtige Sinnesorgan des ungeborenen Menschen ist sein Gehör. Es arbeitet ununterbrochen, wahrscheinlich bis zu seinem Tode oder sogar darüber hinaus, es ist bewußt nicht abzuschalten.

Das beidohrige Hören ermöglicht uns eine räumliche Orientierung (Richtungs- und Entfernungshören – Stereoeffekt) und schafft die Grundlage für unsere Kommunikation im alltäglichen Leben und in der Umwelt. Das normale Gehör überträgt somit wichtige Reize und sorgt für Vitalität, Wachsamkeit und Aufmerksamkeit. Das Gehör ist das empfindlichste Sinnesorgan überhaupt.

Im Alter nimmt gewöhnlich die Hörfähigkeit, besonders mit den hohen Tönen beginnend, ab (Altersschwerhörigkeit – Presbyakusis). Außerdem führen ständige Lärmbelastungen im Alltag oder auch Lärmtraumata zu zusätzlichen Hörstörungen. Die direkte Folge ist eine Schwerhörigkeit. Damit verbunden sind erschwertes bis unmögliches Verstehen von Sprache und eingeschränkte Kommunikation und Gesellschaftsfähigkeit. Die schwerhörigen Patienten isolieren sich selber, sie ziehen sich immer mehr in ihre eigene Isolation zurück.

Die Altersschwerhörigkeit ist in den sogenannten zivilisierten Ländern jedoch deutlich ausgeprägter als in anderen Ländern, interessanterweise wird das Phänomen der Altersschwerhörigkeit bei Naturvölkern sehr selten beschrieben.

Bei einer bekannten Hörminderung liegt ein tatsächlicher Beitrag des Ohres zum Entstehen und zum Bestehenbleiben des Tinnitus vor. Das Bemühen, angestrengt hinhören zu müssen, kann die Verstärkung der Tonsignale im unterbewußten Teil des Gehirnes bewirken, wodurch die Tinnitussignale von der Hörschnecke leichter aufgenommen werden können. Um so wichtiger ist es, hier jede Hörminderung, so gering sie auch sei, mit einer entsprechenden Hörhilfe durch den Hörgeräteakustiker auszugleichen. Die Tinnitus-Retraining-Therapie hat keinen Zweck ohne eine genaue audiologische Hör-Diagnostik. Eine Hörminderung muss, soweit erforderlich und technisch möglich, behandelt werden. Hierzu verfügen die Akustiker über eine breite Palette an Hörgeräten, die individuell angepasst werden können.

Schwerhörige Patienten isolieren sich selber und ziehen sich in ihre eigene Isolation zurück.

Ein Hörgerät soll den Schall nicht einfach nur verstärken, sondern die Hörminderung in möglichst vielen Frequenzbereichen ausgleichen. Vor allem das Verstehen der Sprache in Umgebungslärm ist die größte Schwierigkeit für den Schwerhörigen. Diese Problematik wird mit neuen Hörgeräten gegenüber früher wesentlich vereinfacht.

Eine wichtige Säule in der T-R-T ist die apparative Versorgung entweder mit einem Rauschgerät (Noiser) oder, wenn eine Hörstörung vorliegt, mit einem Hörgerät. Hörgeräte dienen in erster Linie dazu, eine Verbesserung der mitmenschlichen Kommunikation zu erreichen. Aber auch der Einsatz von Hörgeräten muß gelernt werden. Es hilft nicht, sich einfach ein Gerät in das Ohr zu setzen und nun zu meinen, dass man besser hört. Man muß lernen, mit dém Hörgerät umzugehen, auf andere zu achten, den Mund der Sprechenden zu beobachten, sich taktisch klug in einen Raum zu setzen und vieles mehr. Hier kann in Zusammenarbeit mit Hörtherapeuten und dem Akustiker die Akzeptanz von Hörgeräten für die Zukunft sicherlich deutlich gesteigert werden. Hierbei gilt es besonders zu erwähnen, dass die beidohrige Hörversorgung meiner Ansicht nach sehr zu empfehlen ist und immer dann durchgeführt werden sollte, wenn es sich vonseiten des Hörtestes und des Sprach-Hör-Testes her anbietet. Beim Tinnitus-Patienten haben die Hörgeräte jedoch nicht nur den Vorteil einer Verbesserung der Kommunikation. Hörgeräte tragen auch zur Verbreiterung und Vergrößerung des akustischen Angebotes bei. Hierdurch wird das Ohr entlastet. Man muß sich nicht mehr so sehr auf das eben Gesagte konzentrieren, man braucht nicht mehr einen Großteil seiner intellektuellen Fähigkeiten aufzuwenden, um überhaupt etwas aus dem Stimmengewirr herauszuhören. Ein Hörgerät kann bewirken, dass wir hier deutlicher hören und gelassener hören.

> **Hörgeräte tragen auch zur Verbreiterung und Vergrößerung des akustischen Angebotes bei.**

Zusätzlich haben die meisten Hörgeräte aufgrund baulicher Eigenschaften ein sogenanntes Grundrauschen, das sich ebenfalls positiv im Sinne der Retrainingtherapie auswirken kann.

Warum sind Tinnitus-Frequenz und maximaler Hörverlust häufig identisch? Wenn wir uns die einzelnen Frequenzbänder anschauen und sehen, dass aus einem bestimmten Bereich weniger Information kommt, so versucht die zentrale Hörbahn, alles das zu verstärken, was gerade aus diesem Frequenzbereich kommt. Unglücklicherweise kann sie dabei gerade das Ohrgeräusch entdecken. Statt jetzt die Filter zu aktivieren und den Tinnitus auszublenden, wird genau das Gegenteil erreicht, das Ohrgeräusch wird noch verstärkt. Das ist der Grund, warum ein Hörgerät sinnvoll zur Behandlung des Ohrgeräusches eingesetzt werden kann. Wenn es gelingt, hier den Hörverlust auszugleichen, kann es alleine durch den sinnvollen Einsatz eines Hörgerätes dazu kommen, dass der Tinnitus überhört wird.

Druckgefühl am Ohr

Nicht selten findet sich bei Tinnitus-Patienten auch ein Druckgefühl, das auf dem Ohr liegt. Wir beobachten dieses Druckgefühl auch bei Patienten mit Hörstürzen oder bei Morbus-Menière-Patienten. Häufig wird über ein Druckgefühl berichtet, das auf dem Ohr lastet und plötzlich einsetzt. Dieses

Druckgefühl wird meist hinter dem Ohr oder im Ohr empfunden, als würde Wasser in unserem Ohr stehen.

Dies ist aber tatsächlich nicht der Fall. Das Druckgefühl entspricht wahrscheinlich im wesentlichen einer Druckempfindung durch Endo-lymphschwankungen im Bereich der sogenannten Hörschnecke.

Das Ohr kennt, wie andere Organe auch, auf verschiedene Reize nur wenige Antworten. Diese sind:

● Hören oder Nichthören
● Tinnitus bei Störung des Hörorgans
● Druckempfinden und Schmerz als Erleben oder Erinnerung an in der Kindheit durchgemachte Mittelohrentzündungen.

Möglicherweise rührt die endolymphatische Druckerhöhung diese Sin-neneindrücke an und vermittelt uns so das Gefühl des „vollen Ohres".

Die Tinnituskliniken in Arolsen berichten in einer Studie über erfolgreiche Lymphdrainagen des Kopf- und Halsorganes als sogenannte „Entsatau-Therapie". Nach einer klinikinternen Statistik bessert sich bei 80 % der Patienten die Symptomatik des Druckempfindens.

2. Tinnitus-Retraining

Was bedeutet Tinnitus-Retraining-Therapie (T-R-T)?

Die erfolgreiche Tinnitusbehandlung beruht auf dem Umschulen (retraining) und dem Wiedererlernen (relearning). Sobald der Tinnitus seine für uns unheimliche Bedrohung verloren hat, beginnt er sich zu vermindern. Dabei spielt die Lautstärke des Ohrgeräusches erstaunlicherweise keine Rolle. In manchen Fällen wird der Tinnitus für einen längeren Zeitraum garnicht mehr gehört.

In vielen Fällen sind jedoch festgefügte Meinungen nur sehr schwer zu verändern und bedeuten somit für die Therapeuten und die Patienten Arbeit.

Das unbewusste Hören zu schulen, Tinnitus als etwas zu akzeptieren, was natürlich vorkommt und was für uns nicht gleichbedeutend ist mit lebenslanger Folter und Verzweiflung, weder Bedrohung noch Warnsignal, kann Monate, mitunter Jahre in Anspruch nehmen. Solch ein Retraining erfordert Fachleute eines multidisziplinären Teams mit viel Erfahrung und mit dem Willen zur Zusammenarbeit. Hier muss ganz klar und deutlich gesagt werden, dass die Retrainingtherapie nicht aus dem bloßen Tragen eines Geräuschgerätes besteht, sondern sich der Erfolg erst später und durch das Zusammenwirken der einzelnen Komponenten und Therapeuten einstellen wird.

> Das Gehirn ist in der Lage, bestimmte Geräusche bewusst wahrzunehmen und andere Geräusche bewusst auszublenden.

Unser Ohr ist von unserer Entstehung an bis zu unserem Tode hin offen. Es ergibt sich für das Gehirn somit die „Notwendigkeit zu hören", alle ankommenden Signale müssen aufgenommen und bewertet werden. Hierbei zeigt das Gehirn jedoch erstaunliche Leistungen. Es ist in der Lage, bestimmte Geräusche bewusst wahrzunehmen und andere Geräusche bewusst auszublenden. Dies kann man sich so vorstellen, wie wir ausnahmslos den Klang unseres eigenen Namens oder einer fernen Autohupe wahrnehmen, wohingegen das Geräusch des Regens oder der Wellen am Strand womöglich nicht wahrgenommen wird. Wie schon erwähnt, machten 1953 zwei Ohrforscher ein Experiment, das der heutigen Retrainingtherapie zugrunde liegt:

Gesunde Personen wurden in einen absolut schalldichten Raum geführt und sollten aufschreiben, welche Hörempfindungen sie in dieser stillen Kammer haben. Dabei beschrieben fast alle Versuchspersonen Hörempfindungen, wie wir sie von Tinnitus-Patienten her kennen. Alle Personen beschrieben also eine Art Grundtinnitus, eine Tinnitus-Bereitschaft unseres Hörsystems, die jeder Mensch in sich trägt – also ein ganz normaler Vorgang.

Die Tinnitus-Spezialisten Hazell und Jastreboff sowie Heller und Bergmann zeigen, dass eine grundsätzliche Tinnitus-Bereitschaft in jedem Menschen vorhanden ist und durch zentrale Prozesse unseres Gehirnes unterdrückt oder gar ausgefiltert wird. Tinnitus wird dann für uns wahrnehmbar, wenn diese hemmenden Systeme im Gehirn nicht mehr funktionieren.

> **Eine gewisse Tinnitus-Bereitschaft ist in jedem Menschen vorhanden.**

Während normalerweise unsere akustischen Filter körpereigene Geräusche (Schluckgeräusche, Strömungsgeräusche des Blutes etc.) herausfiltern und sie für uns „nicht wahrnehmbar werden", kann es im krankhaften Fall durch eine Störung dieser Filter zur Wahrnehmung der unterschiedlichsten Geräusche und Phänomen kommen. Diese falschen Geräusche werden als störend empfunden und, wie vorhin erwähnt, mit einem negativen Charakter belegt.

> **Verarbeitungsstörung**
>
> Tinnitus als eine zentrale Verarbeitungsstörung von Höreindrücken in Verbindung mit negativen Gedanken und Impulsen aus dem limbischen System wird am besten durch die Tinnitus-Retraining-Therapie behandelt.

Der neue therapeutische Ansatz aus diesen Vorstellungen resultiert daraus, dass eine Desensibilisierung dieser zentralen Vorgänge versucht wird. Die gestörte Filterfunktion unseres Hörsystems muss wiederhergestellt werden, die akustische Wahrnehmung des Gehirnes muss von den Störgeräuschen abgekoppelt werden.

Die T-R-T beinhaltet zunächst das Herausfinden der Gründe, die das Ohr-geräusch tatsächlich verursacht haben. Dies muss mit einer richtig durchgeführten Untersuchung durch einen Hals-Nasen-Ohren-Arzt beginnen. Der HNO-Arzt soll dann in Zusammenarbeit mit anderen Berufsgruppen (Hausarzt, Orthopäde, Zahnarzt, Kieferchirurg, Neurologe, ärztlicher Psychotherapeut, Psychologe) eine weitere Diagnostik der Ursachen des Ohrgeräusches durchführen. Erfahrungsgemäß treten Tinnitus und auch Hörkrise oft im Zusammenhang mit belastenden Lebenssituationen wie beruflichen Konfliktsituationen, Trennungssituationen, angsterfüllten Situationen auf. Situationen, in denen sozusagen die „**emotionalen Filter**" nicht mehr ausreichend funktionieren und es zu einer Dekompensation (Zusammenbruch) kommt. Dies geschieht häufig in Form eines Ohrgeräusches und/oder eines Hörsturzes.

Neben der Wiederherstellung der Filterfunktionen des Gehirns für Geräusche und Angstminderung ist es erforderlich, dem Patienten zu helfen, seine „emotionalen Filter" wiederherzustellen. Hierzu muss die Tinnitusauslösende Situation analysiert werden. Andererseits sollte man jedoch auch versuchen, Gefühle und Verhaltensweisen besser verstehen zu lernen, die möglicherweise zur Tinnitusauslösung geführt haben. Dazu dienen im wesentlichen tiefenpsychologische und verhaltenspsychologische Therapieverfahren. Anschließend ist die beruhigende Aufklärung des Patienten, was in seinem Ohr und Hirn vor sich geht, erforderlich. Sodann müssen in möglicherweise vielen Sitzungen Ängste abgebaut werden. Kognitive Methoden, um sich sein Leben selber bewußt zu machen, müssen erarbeitet werden, Entspannungsübungen und Körperübungen müssen erlernt werden. Begleitend hierzu ist der Einsatz eines Geräuschgerätes (Noiser) unumgänglich.

Spezialisten, die glauben, Tinnitus sei ein reines Ohrphänomen, können uns hierbei nicht helfen. Diese gingen bei der bisherigen Betrachtung davon aus, dass eine bestimmte Schädigung, z. B. ein Lärmtrauma im Innenohr, den Tinnitus auslöst und ihn möglicherweise am Leben erhält. Nach dem neuen Tinnitus-Retraining-Modell sind die Veränderungen im Bereich des Innenohres von völlig untergeordnetem Interesse, sie sind lediglich Auslöser des Ohrgeräusches!

Der Tinnitus selber wird dann aber durch eine zentrale Fehlregulation unseres Gehirnes (gestörte Filter) am Leben erhalten.

Das neue Zauberwort der Tinnitus-Retraining-Therapie heißt Habituation – Gewöhnung. Durch die T-R-T soll eine Gewöhnung an den Tinnitus erreicht werden. So wie wir normalerweise störende oder bedeutungslose Alltagsgeräusche einfach überhören können, so soll man den Tinnitus auch aus seiner Wahrnehmung verdrängen. Das Ohrgeräusch soll keine, vor allen

Dingen keine negative Bedeutung mehr haben. Das Ohrgeräusch soll auch keine emotionalen Reaktionen mehr hervorrufen. Wir müssen zur Kenntnis nehmen, dass die Ohrgeräusche, die unser Leben beeinträchtigen, in Wirklichkeit Naturgeräusche sind, die eigentlich aus unserem Ohr kommen und vielleicht schon ein Leben lang da waren, nun aber fälschlicherweise in unserem Gehirn als Bedrohung identifiziert werden.

Wenn wir begreifen, dass Tinnitus keine Bedrohung ist, wenn wir begreifen, dass wir den Tinnitus wie Alltagsgeräusche in den Hintergrund drängen können; wenn wir begreifen, ihm keine Aufmerksamkeit mehr zu schenken, dann sind wir im Kampf gegen das Ohrgeräusch einen wichtigen Schritt vorangekommen.

Prinzipien der Retrainingtherapie

Die wichtigsten Voraussetzungen:
- Der Patient muß sich einen Arzt seines Vertrauens suchen.
- Gründliche HNO-ärztliche Untersuchung mit Audiometrie, Trommelfellschwingungskurven, Stapediusreflexmessung, Hirnstammaudiometrie, Ableitung der otoakustischen Emissionen und ggf. Vestibularisdiagnostik.
- Erfassen der individuellen Hörsituation.
- Erfassen der Fehler im akustischen System
- Gründliche Aufklärung und Beruhigung des Patienten mit Erläuterung der individuellen Hörsituation.
- Der Patient muß seine Hörsituation verstehen, er muss begreifen, warum etwas nicht funktioniert. Nur dann kann er verstehen, warum der Tinnitus ihn quält und wie man ihm beikommen kann.
- Erfassung der allgemeinen Lebenssituation und der psychischen Grundstimmung des Patienten.
- Vielleicht ist das Ohrgeräusch ja auch ein Signal, das uns zeigen will, dass bestimmte Dinge in unserem Leben verändert werden müssen, oder dass wir hier an die Grenzen unserer natürlichen körperlichen Ressourcen kommen.
- Der Tinnitus macht deutlich, dass das gesamte System Mensch, Körper, Geist und Seele nicht im Einklang ist!

Hörtraining – Habituationstraining

Über 70 % unserer gesamten Wahrnehmung läuft visuell (über die Augen) ab. Der Hörsinn wird hier allgemein leider vernachlässigt. Aber unsere gesamte Kommunikation, unser Sozialverhalten, die Herausbildung von intellektuellen Fähigkeiten, sind jedoch in besonderem Maße von unserem Hörsinn abhängig. Wie gehen wir jedoch heutzutage mit ihm um? Wie sehr treiben wir Raubbau mit unserem Gehör?

Bis auf wenige Menschen, meist Musiker, habe ich kaum Leute kennengelernt, die großen Wert auf ihr Gehör legen. Geruch, Geschmack und Sehen scheinen für unseren Zivilisationsmenschen eine wichtigere Bedeutung zu haben. Erst durch das Erlebnis des Tinnitus werden wir darauf aufmerksam ge-macht, was wir für einen Raubbau mit unserem Hörsystem getrieben haben.

Wichtig ist also hier für den Patienten zunächst, dass wir unsere aktuelle Hörsituation überhaupt erfassen. Wir müssen lernen, wie wichtig unser Gehör für die Orientierung in unserer Umwelt ist. Mit ganz einfachen Blindführübungen (so wie die Kinder sich mit verbundenen Augen gegenseitig führen), kann man einen Eindruck gewinnen, wie

> Wir müssen lernen, wie wichtig unser Gehör für die Orientierung in unserer Umwelt ist.

sehr wir im normalen Alltagsleben von unserem Sehen dominiert werden. Wir wissen aber auch von blinden Patienten, zu welch exzellenten Fähigkeiten des Hörsinnes diese fähig sind. In den Übungen zur Hörwahrnehmung kann man lernen, den sogenannten Störschall vom Nutzschall zu trennen. Auch die akustische Zuordnung von Geräuschen ist trainierbar. Das sogenannte selektive Hören und auch das Richtungshören kann verbessert oder neu erlernt werden. Daraus wiederum kann man sich Hilfen für Zeiten ableiten, in denen der Tinnitus besonders stark erscheint. Hier kann der Patient lernen, auf andere Geräusche zu hören, sich auf andere Geräusche zu konzentrieren. Wenn dies gelingt, erlebt der Patient eine positive Hörwahrnehmung und erkennt damit den wesentlichen Teil des Hörtrainings.

Es wäre schön, wenn der Patient hier von seinem emotional negativ besetzten Tinnitus „herunterkommt" und einmal mehr die Schönheit von Naturgeräuschen erfährt.

Wann haben Sie das letzte Mal an einem knisternden Feuer gesessen oder einfach nur dem Rauschen der Blätter gelauscht? Wann haben Sie das letzte Mal das Plätschern eines Baches im Wald vernommen, das Zwitschern der Vögel oder einfach nur auf das Wasser geschaut, die Augen geschlossen und den Meereswellen zugehört? Versuchen Sie einmal, diese Frage kritisch für sich selbst zu beantworten. Die Hörübungen sollen den Patienten dazu anregen, bewusster zu hören und uns gegen die alltäglichen Reizüberflutungen und die Unmengen an akustischem Müll unempfindlicher machen.

Nur ein geschultes Gehör kann wichtige von unwichtigen Dingen trennen und Störendes einfach überhören. Der Hörphilosoph Ernst Behrend hat uns hierzu einige interessante Ansichten in seinen Büchern hinterlassen.

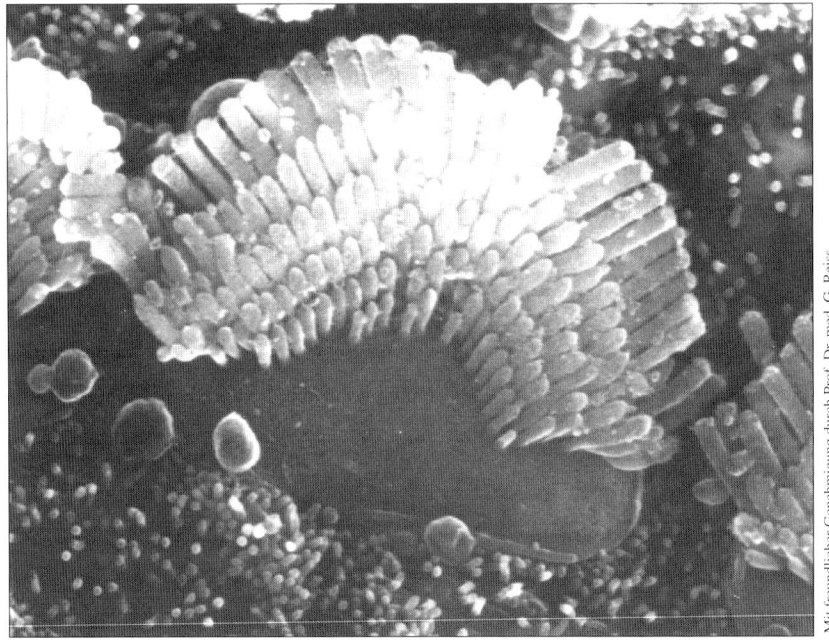

Die Sinneshaare der äußeren Haarzellen

Mit freundlicher Genehmigung durch Prof. Dr. med. G. Reiss

3. Die vier Säulen der ambulanten T-R-T

Eine Tinnitus-Retraining-Therapie (T-R-T), die ambulant durchgeführt wird, braucht eine Einbindung in ein Netz von aufeinander abgestimmten ärztlichen und therapeutischen Maßnahmen.

Dazu müssen HNO-Arzt, Hörakustiker, medizinischer oder psychologischer Psychotherapeut und Entspannungs-/Hörtrainer sinnvoll kooperieren. Was in einer stationären psychosomatischen Tinnitus-Therapie oft unter einem Dach kombiniert wird (nur die wenigsten Kliniken mit einem Tinnitustherapieangebot verfügen über einen hausinternen HNO-Arzt und entsprechende diagnostische Möglichkeiten), wird in der ambulanten T-R-T durch Vernetzung und für den Patienten direkt möglichen Zugang zur adäquaten Therapie erreicht.

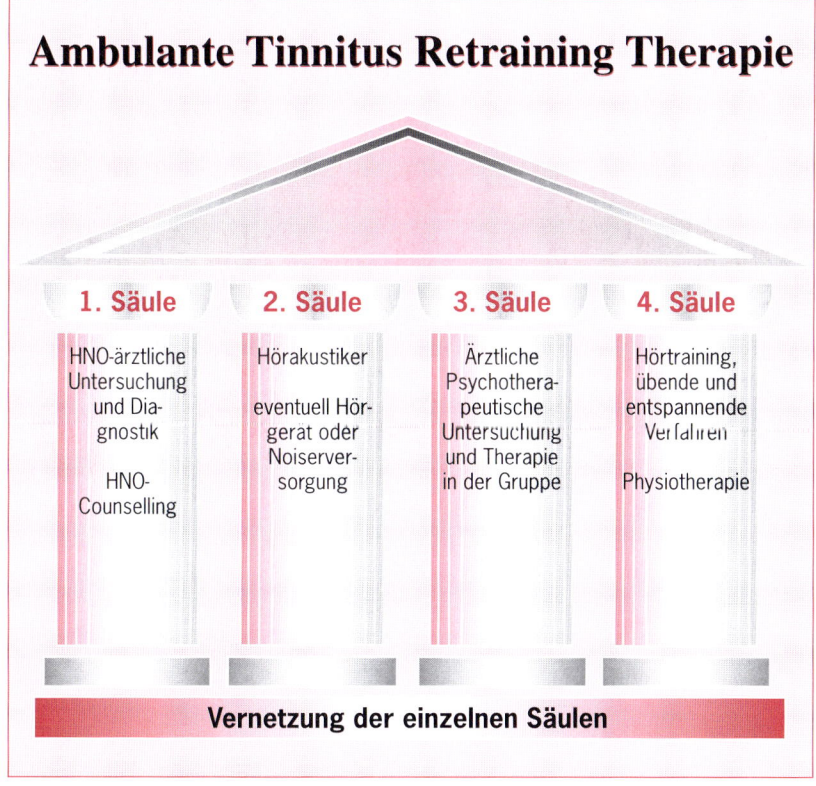

Ambulante Tinnitus Retraining Therapie

1. Säule	2. Säule	3. Säule	4. Säule
HNO-ärztliche Untersuchung und Diagnostik	Hörakustiker	Ärztliche Psychotherapeutische Untersuchung und Therapie in der Gruppe	Hörtraining, übende und entspannende Verfahren
HNO-Counselling	eventuell Hörgerät oder Noiserversorgung		Physiotherapie

Vernetzung der einzelnen Säulen

Die erste Säule der T-R-T

HNO-ärztliche Abklärung

Beim erstmaligen Auftreten von Ohrgeräuschen empfiehlt die Deutsche Tinnitus-Liga zunächst positive Strategien, um sich zu beruhigen. Sind die Ohrgeräusche am nächsten Tag noch vorhanden, sollte ein Hals-Nasen-Ohren-Arzt aufgesucht werden. Dieser wird dann die erforderliche HNO-ärztliche Diagnostik (Hörtest, Trommelfelltest, Muskelreflextest, Hirnstammaudiometrie, gegebenenfalls otoakustische Emissionen und eine Gleichgewichtsorganprüfung) veranlassen. Diese Diagnostik ist notwendig, um zu einer klaren Ursachenforschung für das Ohrgeräusch zu kommen. Diese Diagnostik wird ausschließlich in der notwendigen Präzision vom HNO-Arzt durchgeführt und kann letztlich schlimmere Krankheitsursachen (z.B. Ursachen im Stammhirn) ausschließen.

Die Tinnitus-Akutbehandlung erfolgt dann je nach organischer Ursache mittels medikamentöser Therapie. Mit der Behandlung des akuten Tinnitus soll wieder eine Reaktivierung und eine Revitalisierung der kleinen Haarzellen im Innenohr erreicht werden. Dazu werden täglich durchblutungsfördernde Infusionen mit Medikamentenzusätzen verabreicht. Gegebenenfalls werden hier auch Kortisongaben empfohlen. Eine Sauerstofftherapie in der Druckkammer kann ebenfalls eine Maßnahme für die akute Tinnitusbehandlung darstellen. Auch wird ein stationärer Krankenhausaufenthalt für die Infusionstherapie möglicherweise eine „Auszeit" aus der akuten Stresssituation darstellen.

Die zweite Säule der T-R-T

1. Rauschgeräte – Noiser

Als Noiser bezeichnet man Geräuschgeräte, die ein sogenanntes Weißes Rauschen erzeugen. Als Weißes Rauschen bezeichnet der Fachmann Geräusche, welche alle hörbaren Frequenzen in gleicher Lautstärke umfassen. Die Lautstärke des Rauschens kann am Noiser mit dem Regler eingestellt werden. Das von den Geräten produzierte Rauschen wird wegen seiner Gleichmäßigkeit nicht als störend oder alarmierend empfunden, es wirkt völlig neutral. Hier werden alle Kanäle unseres Hörsystems gleichmäßig beansprucht, so dass das Gehirn dieses Geräusch regelrecht ausblenden kann.

Beim Tinnitus fehlt diese Gleichmäßigkeit, der Tinnitus hat Spitzen in bestimmten Frequenzbereichen und wirkt somit wie eine Alarmfarbe. Unser Gehirn wird regelrecht akustisch sensibilisiert. Ein gleichmäßiges Weißes Rauschen wird jedoch nicht als alarmierende Information gesehen, und es ist weder mit positiven noch mit negativen Gefühlen verknüpft.

Die modernen Rauschgeräte für die Tinnitus-Retraining-Therapie haben jedoch nichts gemein mit den bisher bekannten Tinnitus-Maskern. Hier kommt den Noisern eine völlig veränderte Rolle zu. Bei der klassischen Maskierung wurde versucht, das Ohrgeräusch mit einer entsprechend hohen Lautstärke des Maskers völlig zuzudecken. Als Maskierungsgeräusche dienten hierzu meistens individuell ausgewählte Schmalbandgeräusche. Die Tinnitus-Maskierung arbeitete mit einer Lautstärke, die über dem Tinnitus lag und ihn somit unhörbar machte. **Das ist aber genau das, was wir nicht wollen!**

> Noiser sind Geräte, die ein sogenanntes weißes Rauschen erzeugen.

Tinnitus als Objekt der Schulung – Gewöhnung – muß für das Gehirn hörbar bleiben, damit sich das Gehirn darauf einstellen kann.

Eine Gewöhnung an ein Ohrgeräusch ist dann nicht möglich, wenn es durch dessen Abwesenheit nicht wahrnehmbar ist. Der Einsatz der Rauschgeräte ist dagegen völlig anders gedacht. Hier wird die Lautstärke nur so hoch eingestellt, dass das Ohrgeräusch weiterhin noch wahrgenommen wird. Dies ist der gravierendste Unterschied!

Man muss jedoch vor überzogenen Erwartungen warnen. Hier wird zur Zeit in den Medien und auch durch die Werbung von einer neuen Wunderwaffe gegen den Tinnitus gesprochen. Dies ist bei den Rauschgeräten nicht der Fall. Sie sind **nur ein Teil der T-R-T** und nur zusammen mit den anderen Behandlungssäulen können sie zu einer wirksamen Waffe gegen den Tinnitus werden. Keinesfalls sollten sie einzeln für sich getragen werden, ohne eine begleitende Retrainingtherapie.

2. Aufgabenbereiche des Hörgeräteakustikers

Bei der kooperativen Betreuung von Tinnitus-Betroffenen hat der Hörgeräteakustiker im wesentlichen folgende Aufgaben:

- **Ermittlung der akustischen Kenndaten, Beratung und Festlegung der Kriterien für die Anpassung**
- Vorgespräch
- Erläuterung des Ablaufs der Anpassung
- Beratung über Möglichkeiten der apparativen Versorgung (Masker, Noiser, Hörgerät, Zubehör)
- Audiometrische Messungen: Hörverlust, Unbehaglichkeitsgrenze, Lautheitsskalierung, Ermittlung der Tinnitus-Parameter (Lautheit, Matching, Skalierung des Tinnitus, Hörschwelle für Weißes Rauschen, minimale Verdeckung, Nachverdeckungseffekte)
- Untergruppenbestimmung (erste Klassifikation durch HNO-Facharzt)
- Erläuterung der Ergebnisse und Darstellung der Möglichkeiten einer Versorgung
- Auswahl, Form, Bauart und Entscheidung ein-/beidohrig
- Otoplastik

- **Abdrucknahme**

- **Vergleichende Anpassung unter Berücksichtigung des akustischen Übertragungsverhaltens der Hörsysteme***
- In-situ-Messungen
- Kontrolle am Kuppler
- Subjektive Überprüfung (wie Pitchmatch, individueller Fragebogen etc.)
- Lautheitsskalierung
- Toleranztest
- Kontrolle der Diskrimination
- Verhalten bei Störschall
- Einflüsse durch Zubehör

- **Dokumentation**
- Anpassbericht für den Kostenträger
- Bericht für das Team (HNO-Facharzt, Hörakustiker, Psychologe)
- Hör-/Tinnituspass, Tinnitus-Fahrplan
- Dokumentation der Sonderanfertigung

---

* Hörsystem = Masker, Sanus-Noiser, Hörgerät, Tinnitus-Instrument, Zubehör wie aktiver und passiver Lärmschutz, Schlafhilfen, Freifeldmasker etc.

- Teambesprechung - Nachsorge
- **Allgemeine Aspekte der Nachsorge**
- Festes Follow-Up-Raster (mindestens drei Termine im ersten Vierteljahr, danach einen Termin pro Vierteljahr bis zum Ablauf von zwei Jahren)
- Wiederholte vertiefende Beratungsgespräche
- Klärung von Fragen
- Fragebogen nach Goebel (halbjährlich)
- Subjektive Skalierung des Lautheits- und des Belästigungsgrades (eventuell Pitchmatch-Messungen)
- Informationen über weiteres Beratungsangebot und Literatur

- **Spezielle Aufgaben in der Nachsorge**
- Bedienung, Pflege, Wartung
- Wiederholte Nachkontrollen
- Umgang mit den Hörsystemen
- Förderung der positiven Einstellung
- Motivationshilfen
- Beratung, Anpassung, Nachsorge der technischen Zusatzausstattungen
- Situatives Hörtraining und Hörtaktik
- Zuordnung von Geräuschen
- Selektionsübungen, Orientierungsübungen, Fokussierungsübungen
- Hilfestellung und Beratung bei der Entwicklung von Strategien im Umgang mit dem Tinnitus

3. Verwendung von Rauschgeräten und Hörgeräten

Dem Geräuschgerät kommt im Rahmen der Tinnitus-Retraining-Therapie eine wichtige Bedeutung bei. Hierbei gilt es, nochmals hervorzuheben, dass das Geräusch den Tinnitus nicht überdecken soll (wie es bei der klassischen Masker-Therapie der Fall ist), sondern dass das Geräusch im Hintergrund bleiben soll.

Vor Beginn jeder Behandlung muss vom Ohrenspezialisten entschieden werden, wie das therapeutische Geräusch am besten eingesetzt wird. Der Noiser wird dem Ohr angepasst, wobei hier verschiedene Geräte möglich sind. Hier gibt es das klassische Hinter-dem-Ohr-Gerät (HdO-Gerät), hier gibt es das Im-Ohr-Gerät oder auch die klassischen Concha-Geräte.

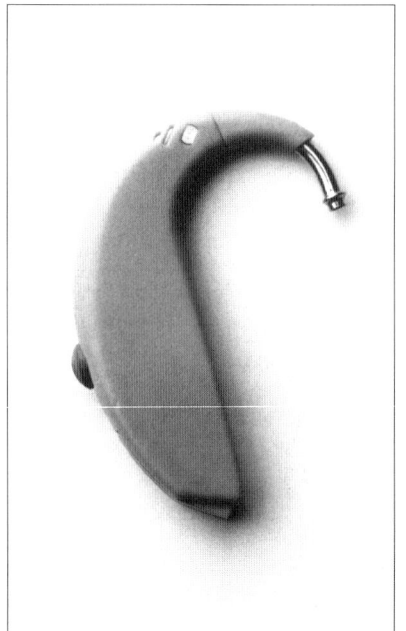
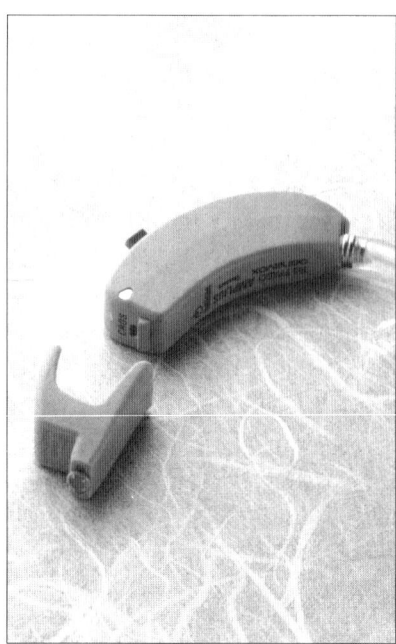

Aufsicht auf das Cortiorgan   *Äußere und innere Haarzellen*

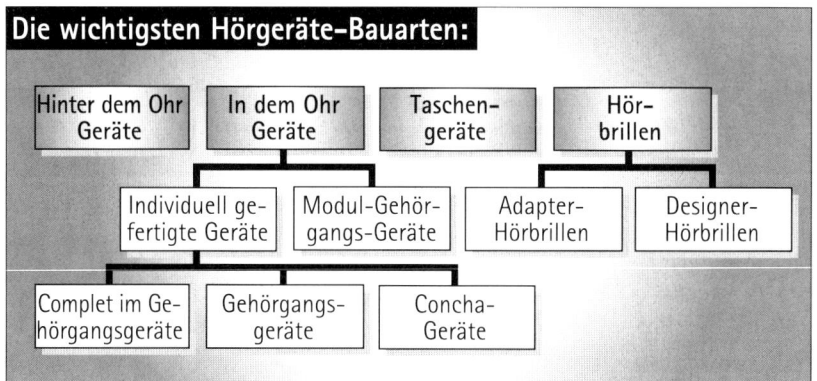

a. Das HdO-Gerät:

Vorteil: Guter Sitz, offene Otoplastik ohne Verschluss des Gehörganges möglich.

Nachteil: Bei kurzem Haarschnitt auffälliger zu tragen als andere Hörgeräte.

b. Das Im-Ohr-Gerät (IO-Gerät):

Vorteil: Sitz direkt im Gehörgang, bei kurzem Haarschnitt diskreter. Schallaufnahme direkt in der Concha.

Nachteil: Verschließt auch bei bester Anpassung den Gehörgang fast vollständig, so dass hier eigentlich gegen das Retraining gearbeitet wird.

c. Das Cymba-Concha-Gerät:

Vorteil: Das Gerät lässt sich in der Ohrmuschel regelrecht verstecken.

Weiterer Vorteil: Eine offene Versorgung ist möglich, lediglich ein kleiner durchsichtiger Plastikschlauch führt in den Gehörgang hinein. Der Gehörgang bleibt somit unverschlossen.

Nachteil: Bei genauem Hinsehen kann man das hautfarbene Gerät entdecken. Eventuell unkomfortabler Sitz, da nicht individuell angefertigt.

Hier noch einmal ein wichtiger Hinweis:
Um das normale Hören des Ohres nicht zu beeinträchtigen, darf der Gehörgang nicht durch Geräte vollständig verschlossen werden.

Hinweis

Eine wesentliche Forderung an die neue Generation von Noisern ist, dass sie unbedingt in einer offenen Versorgung angepasst werden müssen.

Die Kommunikation und die Aufnahme von Außengeräuschen darf keinesfalls eingeschränkt werden, weil es sonst zu gegenteiligen Wirkungen kommen kann. Aus diesem Grunde sind eigentlich nur HdO-Geräte oder Cymba-Concha-Geräte zu empfehlen. Auch der Tragekomfort eines HdO-Gerätes ist in der Regel der Bessere.

Die aus kosmetischen Gründen von manchen Patienten bevorzugte Versorgung mit einem sogenannten Gehörgangsgerät sollte – nach Meinung der Autoren – fallengelassen werden.

Gehörgangs-geräte

In Ausnahmefällen kann eine Versorgung mit einem solchen Gerät nur dann durchgeführt werden, wenn hier in das Gerät eine entsprechend große Öffnung eingebohrt wird, so dass Umgebungsgeräusche Durchlass finden können. Dies wird in vielen Fällen jedoch technisch schwierig sein.

Auch stellen die modernen Noiser keine hochkomplizierten technischen Geräte dar, die individuell zu programmieren sind. Komplizierte Einstellungen sollten vergessen werden. Das wesentliche ist das breitbandige, weiße Rauschen, eine kompakte Bauweise und eine gute Bedienbarkeit. Auch Patienten mit Hyperakusis können ohne große nennenswerte Probleme ein solches Geräuschgerät tragen. Leidet der Patient neben dem Ohrgeräusch gleichzeitig an einer Schwerhörigkeit, so ist der Ausgleich der Schwerhörigkeit mit Hilfe von Hörgeräten zu gewährleisten, denn die entscheidende Maßnahme, auch bei der Retrainingtherapie, ist zunächst der Ausgleich der Schwerhörigkeit.

> **Die Kommunikation und die Aufnahme von Außengeräuschen darf durch einen Noiser nicht eingeschränkt werden.**

Das Hörgerät kann jedoch problemlos mit einem Geräuschgerät kombiniert werden. Bei leichteren Formen der Schwerhörigkeit kann man auch Hörgerät und Noiser im Wechsel tragen.

Vorteile der Im-Ohr-Geräte:

- Geringe Auffälligkeit (nur bei Gehörgangs- und CIC-Geräten)
- Leichtes Ein- und Aussetzen
- Einfach beim Telefonieren
- Gutes Richtungshören
- Gute Energieausbeute
- Gutes Sprachverstehen in lauter Umgebung
- Erhöhte Bewegungsfreiheit beim Sport
- Keine Behinderung beim Tragen einer Brille
- Schallaufnahme in der Concha

Vorteile der Hinter-dem-Ohr-Geräte:

- Die einzelnen Teile können getrennt voneinander gereinigt, gewartet und repariert werden. Im Servicefall muß nicht die gesamte Versorgung abgegeben werden. (Leihgerät möglich)
- Die Geräte sind zuverlässig, leistungsfähig und haltbar.
- Direkte Verbindung zum Fernseher oder dem Radio über einen Audioeingang ist möglich.
- Man kann im Kino, in der Kirche oder im Theater „induktiv", d.h. ohne Mikrofon und Störgeräusche hören.

- Gute technische Überprüfbarkeit.
- Der Anschluß eines Tinnitus-Masker-Moduls ist möglich (falls Ohrgeräusche vorhanden sind, die verdeckt werden sollen).
- Die Bedienung ist leicht, weil alle Steller relativ groß und griffig sind.
- Es gibt viele verschiedene Formen, Farben und Größen.
- Nachträgliche Gehäusewechsel sind leicht möglich.
- Die Geräte können in der „Anpass-Phase" ausgesprochen gut miteinander verglichen werden.
- „Offene" Anpassungen sind möglich.
- Die Verbindung mit sonstigem Zubehör ist leicht möglich.
- Für Umbauten zur Hörbrille geeignet.
- Sonderversorgungen sind möglich.
- Wirtschaftlichkeit bei der Hörgeräteversorgung von Kindern.
- Die Verbindung mit Schul- oder FM-Anlagen ist unproblematisch.

Wann mit dem Noiser beginnen?

Nach den heutigen Erkenntnissen wird in der Retrainingtherapie mit den Rauschgeräten dann begonnen, wenn man davon ausgehen kann, dass eine klassische Therapie (Infusionen, Medikamente, hyperbare Sauerstofftherapie) keine Besserung mehr bringen kann oder keine Selbstheilung mehr zu erwarten ist. Dies ist meiner Ansicht nach spätestens dann der Fall, wenn nach einer 7 bis 10-tägigen Infusionsbehandlung und einer 10-tägigen HBO (hyperbare Sauerstofftherapie)-Behandlung kein Erfolg eingetreten ist. Insgesamt kann man also schon nach 4 bis 6-wöchigem frustranem Verlauf mit einem Rauschgerät beginnen. (Dies ist die persönliche Meinung der Autoren. In der wissenschaftlichen Fachliteratur wird dies kontrovers beurteilt.)

Der Noiser wird dem Ohr angepasst und muß nun mindestens 6 – 8 Std./Tag getragen werden. Das Tragen empfiehlt sich besonders an akustisch ruhigen Orten (also nicht bei der Arbeit). Absolute Stille während des Wachseins sollte vermieden werden (man kann überall ein wenig leise Musik hören oder eine Geräuschkassette einlegen). Das Tragen des Noisers während des Schlafens ist jederzeit möglich, ersetzt jedoch nicht die notwendige Tragedauer am Tag von 6 – 8 Stunden. Es spricht jedoch gar nichts dagegen, den Noiser auch länger zu tragen.

Bei der Einstellung des Noisers ist darauf zu achten, dass das Weiße Rauschen zunächst auf ein Level eingestellt werden soll, das über der Hörschwelle aber unterhalb der Tinnituslautstärke liegt. Diese Einstellung sollte, wenn möglich, 4 Wochen belassen werden. Eigene Erfahrungen beim Tragen eine Noisers zeigen jedoch, dass der Noiser am Anfang meist zu laut eingestellt wird und dass eine „Rückregulation" im Laufe der ersten Tage nötig erscheint und jederzeit möglich ist. Nach einem Zeitraum von 4 Wochen wird die Lautstärke des Geräusches soweit verstellt, dass eine geringe Erhöhung der Lautstärke gerade noch registriert werden kann. Diese Einstellungen sollten nicht einfach vom Patienten vorgenommen werden, sondern sollten entweder von einem Akustiker, einem HNO-Arzt oder im Retraining-Zentrum vorgenommen werden.

Der Noiser muß nun mindestens sechs bis acht Stunden am Tag getragen werden.

Dieses therapeutische Geräusch soll die Wahrnehmung des Ohrgeräusches mindern, solange das Gerät eingeschaltet ist. Die notwendige Tragedauer von 6–8 Stunden am Tag sollte möglichst nicht unterschritten werden.

Eigene Erfahrungen zeigen jedoch, dass das Tragen eines Geräuschgerätes über 24 Std. auch kein Problem bedeutet. Im Gegenteil: In stille Umgebung wird das Weiße Rauschen hörbar – immer dann, wenn Umgebungsgeräusche ablenken, hört man (beim richtig eingestellten Noiser) das Weiße Rauschen nicht mehr. Eine dauerhafte Verbesserung durch Tragen des Noisers kann sich frühestens nach 6 Monaten einstellen. Die weiteren Ergebnisse schwanken zwischen 18 und 24 Monaten.

Die bewußte Tinnitus-Wahrnehmung wird stetig reduziert, das heißt, unter dem Tragen des Geräuschgerätes gehen die Präsenz und die Wahrnehmung des eigentlichen Ohrgeräusches zurück. Mit der Zeit erscheint der Tinnitus nicht mehr so laut, und das auch in Zeiten, in denen das Gerät nicht getragen wird. Der bestmögliche Effekt wird jedoch erst bei einer Behandlung von 1–2 Jahren erreicht. Inwieweit ein längeres Tragen des Gerätes sinnvoll und notwendig erscheint, bleibt abzuwarten.

Wurde der Noiser aufgrund der ausreichenden Tinnitusverbesserung abgesetzt, so besteht immer wieder die Möglichkeit, bei Verschlechterung des Ohrgeräusches den Noiser erneut einzusetzen.

Wichtig: Der Noiser muss gerade hörbar eingestellt sein, er darf Gespräche nicht stören, darf nicht unangenehm sein und den Tinnitus nicht überdecken.

In Ausnahmefällen kann es nötig sein, dass das weiße Rauschen auf einen Pegel eingestellt wird, der sich mit dem Tinnitus mischt.

Für den Fall, dass der Tinnitus mit der Zeit nicht mehr wahrnehmbar ist, so sollte die Therapie noch einige Zeit weitergeführt werden. Wichtig ist hierbei nicht das sofortige Absetzen, sondern das Weiterführen vor allem in Zeiten der Stille. Die drei Hauptelemente der Retrainingtherapie sollen im Laufe der Zeit die negativen körperlichen und seelischen Reaktionen auf das Ohrgeräusch beseitigen, ebenso die Empfindung des Ohrgeräusches selber. Diese Desensibilisierung führt zu einer verminderten emotionalen Reaktion, zu einem Verlust der Ängste. Die verminderte Belastung durch das Ohrgeräusch zeigt sich in immer länger werdenden Perioden, in denen das Ohrgeräusch nicht wahrgenommen wird. Eine erfolgreiche Retrainingtherapie zeigt das Gefühl des Leiserwerdens des Tinnitus, die Präsenz und die Wahrnehmung des Ohrgeräusches gehen zurück.

4. Hyperakusis – Geräuschüberempfindlichkeit

Der Mediziner redet immer dann von Hyperakusis, wenn auf alle, auch relativ leise Geräusche (ca. 70 dB) eine Überempfindlichkeit des Gehöres besteht. Hyperakusis ist eine zentrale Störung der Hörverarbeitung. Unglücklicherweise rufen die dann lauter empfundenen Geräusche eine vegetative Symptomatik hervor, wie wir sie ansonsten vom Tinnitus auch kennen: Herzjagen, Schweißausbrüche, Panik, Angst, Unruhe gehören dazu. Sehr häufig tritt zusammen mit dem Tinnitus eine Hyperakusis auf. Dabei kann die Empfindlichkeit des Ohres häufig viel störender sein als das Ohrgeräusch selber. Die Hyperakusis kann beidseitig, aber auch einseitig auftreten. Als Ursache sehen die Otologen hier möglicherweise eine zentrale Verarbeitungsstörung auf der Grundlage einer eventuell gesteigerten Aktivität der Hörbahn oder einer gestörten Filterfunktion.

Sie sehen hier, dass die Beziehungen zum Tinnitus offensichtlich ähnlich sind. Es kann durchaus möglich sein, dass es sich hier primär um die gleiche Ursache handelt. Ein großes Problem für die Hyperakusis ist der Teufelskreislauf, den auch die Tinnitus-Patienten kennen. Die Empfindlichkeit, die Angst vor Geräuschen, das Gefühl, dem akustischen Überfluss scheinbar willenlos ausgeliefert zu sein, führen zur sozialen Isolation, weil sich diese Patienten praktisch nirgendwo hinzugehen wagen. Kino, Konzerte, aber auch Familienfeiern werden gestrichen. Der Hyperakusis-Patient droht sich mehr und mehr abzukapseln.

Am Ende des Buches wird auf das Problem der Hyperakusis und seiner Behandlung nochmals eingegangen, denn es scheinen wesentlich mehr Patienten davon betroffen zu sein, als bisher angenommen.

5. Hyperakusis braucht Übung für das Gehör

Bei Patienten mit einer Geräuschüberempfindlichkeit (folgend Hyperakusis genannt) gestaltet sich die Therapie meist äußerst schwierig. Hier muss der Therapeut den Patienten regelrecht an die Hand nehmen und muss ihn behutsam an normale Geräuschsituationen heranführen. Der Patient mit einer Hyperakusis muss lernen, dass die Angst letztendlich wiederum zu einer Verstärkung des Ohrgeräusches und zu einer Verstärkung der damit verbundenen vegetativen Reaktionen führt. Die Hyperakusispatienten müssen lernen, alltägliche Situationen zu beherrschen,

Viele Hyperakusispatienten machen den großen Fehler und verschließen sich die Ohren!

sie müssen lernen, dass sie den Geräuschpegel in einem Café durchaus ertragen können, ohne dass hier in ihrer Hörbahn etwas zerstört wird.

Viele Hyperakusispatienten machen jedoch den großen Fehler und verschließen sich die Ohren! Eben weil sie Angst davor haben, dass sie durch zu laute Geräusche geschädigt werden oder es zu vegetativen Begleiterscheinungen kommt, versuchen sie, ihr Gehör zu schützen. Dies geschieht meist mit Watte, Silikonknete oder anderen Ohrstopfen. Damit hofft man, die erforderliche Ruhe im Kopf zu bekommen. Die Stille, die jedoch jetzt entsteht, macht den Tinnitus eher lauter und die Schwelle der persönlichen Empfindlichkeit gegenüber Außengeräuschen steigt ständig an.

Wenn Sie unter Hyperakusis leiden, wenden Sie sich an Ihren Therapeuten und sprechen Sie mit ihm darüber. Gemeinsam können Sie dann ein Hörtraining absolvieren.

6. Die Therapie der Hyperakusis mit dem Noiser

Eine Hyperakusis (pathologisch erhöhte Lärmempfindlichkeit) kann alleine bestehen, kann aber auch von einem Ohrgeräusch begleitet sein. Auch hier gelten die allgemeinen Therapiegrundlinien der Retrainingtherapie, es gilt jedoch, einige Besonderheiten zu beachten.

1. Bei der Hyperakusis wird zunächst nur ein Ohr mit dem Geräuschgerät versorgt. Normalerweise soll dies das Ohr sein, das subjektiv am empfindlichsten gegenüber dem Lärm reagiert. Falls das nicht möglich ist, so sollte das Ohr versorgt werden, das ein Gerät am ehesten verträgt.

2. Es sollte dringend zu einem Geräuschgerät geraten werden, das eine offene Versorgung möglich macht.

3. Zu Beginn der Therapie muss die Lautstärke des Geräusches am Gerät so eingestellt werden, dass es gerade noch gehört werden kann. Diese Ein stellung sollte am Morgen erfolgen und tagsüber auf jeden Fall so belassen werden.

4. Nach etwa 2 Wochen soll nach dem morgendlichen Einstellen der Lautstärke des Geräusches der Noiser noch einmal um eine geringe Lautstärke erhöht werden, die wir gerade noch als Differenz zur Voreinstellung empfinden.

5. Der therapeutische Effekt, die Herabsetzung der Lärmempfindlichkeit wird frühestens nach 2–4 Wochen erreicht. Der therapeutische Effekt kann jedoch auch bis ein Jahr auf sich warten lassen.

6. Die von vielen Patienten mit Hyperakusis vorgenommenen Gehörschutzmaßnahmen wie Oropax, Gehörschutzkapseln, Gehörschutzwatte u. ä. sind strikt abzulehnen! Diese Maßnahmen müssen mit dem Beginn der Therapie abgebaut und beiseite gelegt werden, weil sie letztendlich das Gegenteil der Retrainingtherapie bewirken.

Gehörschutz ist nur dann erlaubt, wenn sich besondere Lärmbelastungen, z. B. am Arbeitsplatz oder durch Straßenlärm und Konzerte ergeben.

7. Der Erfolg

Betrachtet man die Literatur über die T-R-T, so zeigen die Studien nach 6 Monaten bis zum Teil 3 Jahren bei 80% der Patienten eine Verbesserung des Ohrgeräusches. 30 % geben an, den Tinnitus gar nicht mehr oder nur noch selten wahrzunehmen. Nach 2 Jahren trat bei etwa 90 % der Patienten eine Verbesserung ein, während hier mehr als die Hälfte angab, den Tinnitus fast gar nicht mehr wahrzunehmen.

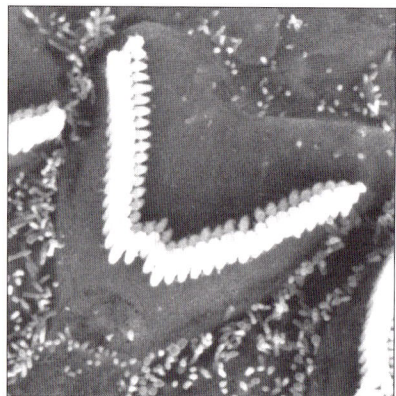

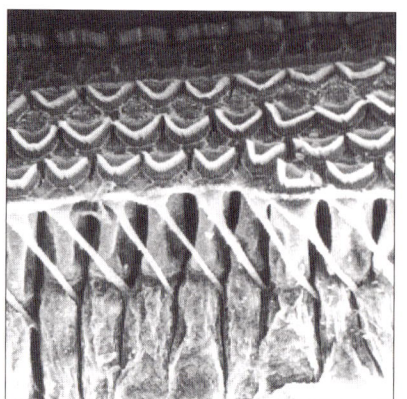

Einzelne äußere Haarzelle   *Das Cortische Organ*

Die dritte Säule der T-R-T

1. Die Seele und der Tinnitus

Unser Ohr ist von unserer Entstehung an bis zu unserem Tode hin offen. Es ergibt sich für das Gehirn somit die „Notwendigkeit" zu hören, alle ankommenden Signale müssen aufgenommen und bewertet werden. Hierbei zeigt das Gehirn jedoch erstaunliche Leistungen. Es ist in der Lage, bestimmte Geräusche bewusst wahrzunehmen und andere Geräusche bewusst auszublenden.

Tinnitus-Retraining-Therapie ist neben der HNO-ärztlichen Therapie und der Therapie mit dem Geräuschgerät oder Noiser an die psychotherapeutisch-psychosomatische Therapie gebunden, die sozusagen den inneren Teil der Retraining-Therapie darstellt. Tinnitus-Retraining heißt auf der seelischen Ebene, dass wir wieder einen positiven Zugang zu unserem Hören finden und mit dem Tinnitusgeräusch unseren ganz persönlichen Frieden schließen können. Diesen inneren Schritt nimmt uns das Geräuschgerät nicht ab.

Es ist also notwendig, wenn die „alte Stille" so nicht mehr erreichbar ist, einen neuen Zugang zur möglichen inneren Stille zu finden. So wie äußere Stille wenig hilfreich ist, das Tinnitusgeräusch annehmen zu können, so wenig ist es hilfreich, sich im Inneren Stille zu befehlen, wenn dort kräftige Emotionen wie Angst, Ärger und Depression herrschen. Es ist wichtig, dass wir auf das hören und uns dem stellen, was innerlich laut scheint und einen ganz persönlich geeigneten Umgang damit suchen. Dazu brauchen wir

Mit freundlicher Genehmigung durch Prof. Dr. med. G. Reiss

fachliche therapeutische Unterstützung, denn oft ist das nach innen Hören und Schauen selbst angstbesetzt und braucht Unterstützung. Oft empfinden wir erst durch den Tinnitus, dass etwas in unserem Leben nicht stimmt und müssen lernen, unser Selbstmanagement an verschiedenen Stellen zu verbessern. Insofern liegt im Tinnitus, wie oft im Leid, auch eine Chance.

> Soweit wir heute über die seelisch-körperlichen (psychophysiologischen) Bedingungen des Tinnituserlebens wissen, kommen folgende, den Tinnitus auslösende bzw. verstärkende Zusammenhänge in Betracht: Körperlicher und emotionaler Stress kann den Tinnitus verstärken oder als Symptom zur Auslösung bringen.

Tinnitus erleben

Wir wissen, dass es über psychische und körperliche Stressreaktionen zu psychophysiologischen Veränderungen im Körper kommt, die sowohl die Wahrnehmung als auch die körperliche Bereitschaft zum Tinnitus erstaunlich erhöhen. Diese Veränderungen reichen von der Veränderung des emotionalen Haushaltes und der großen Kreislaufregulation wahrscheinlich bis zu Veränderungen der Innenohrflüssigkeit (Endolymphe). Wir stellen fest, dass mit dem Tinnitus eine Störung des Reizfilters nach außen und innen verbunden ist, und gerade Hyperakusispatienten erleben akustische Wahrnehmungseindrücke oft als Stress und geraten in eine noch größere Filterstörung.

Unsere Gefühle bestimmen die Wahrnehmung unserer Umwelt wie unseres Selbst. Dementsprechend unterliegt unsere Selbstwahrnehmung auch unseren Einstellungen und unserem Denken über uns selbst, über unsere Lebenssituation und unsere Beziehungswelt, über unsere Gesundheit und unsere körperlichen Empfindungen. Ein hoher Prozentsatz der Tinnitusleidenden hat seelische Störungen, die ihre Gefühlswelt

Unsere Gefühle bestimmen die Wahrnehmung unserer Umwelt wie unseres Selbst.

wesentlich mit Angst und Depression belasten. Ob die psychischen Symptome schon vor der Wahrnehmung des Tinnitus oder erst danach auftraten, ist im Einzelfall in der Therapie zu klären.

Zwischen 70 und 80 % der Tinnitusbetroffenen haben psychische Störungen; amerikanische Studien gehen von 1 – 6 % der Bevölkerung aus, die psychische Probleme mit oder durch Tinnitus hat. Nach einer Studie von Göbel et al. 1992 (Roseneck) haben 96 % der Tinnituspatienten einer stationären psychosomatischen Abteilung Angst- und Panikstörungen.

Es ist zu beachten, dass wir uns als Patient nicht psychisch krank fühlen müssen, um von den Wirkungen der Psychotherapie auf den Tinnitus zu profitieren. Im Vordergrund steht, dass wir bereit sind, wenig hilfreiche Muster der Selbstwahrnehmung und -bewertung zu ändern und unseren alltäglichen Umgang mit dem Tinnitussymptom daraufhin umzustellen.

2. Tiefenpsychologisch fundierte Psychotherapie

Wir sind als Individuen immer Menschen mit einer ganz persönlichen Geschichte, aus der heraus sich unser Handeln, unsere Lebensgestaltung und auch unser Gesundheitsverhalten erst zureichend verstehen läßt. Viele körperliche Symptome – so auch der Tinnitus – haben eine innere Wurzel in unserem Lebensverlauf, der einer heilsamen Betrachtung bedarf. In der tiefenpsychologischen Therapie lernt der Patient seine biographischen Bedingungen anzuschauen, die den Hintergrund für seinen Tinnitus abgeben. Dies bedeutet eine innere Konfrontation mit den Mustern zwischenmenschlicher Beziehung und den tragenden Lebenskonzepten. In einer therapeutisch geführten Gruppe und in Einzeltherapie lernen wir, uns diesen Themen zu stellen.

Besteht eine primäre Depression oder Angststörung oder entsteht die Tinnitusentwicklung im Zusammenhang mit einer gestörten Persönlichkeitsentwicklung, ist die tiefenpsychologische Therapie indiziert. Dieser tiefenpsychologische Zugang steht für die meisten Tinnitus-Patienten nicht an erster Stelle, wenn die psychischen Symptome wesentlich sekundär sind.

3. Kognitiv-emotionales Training

Nach Hallam 1996 gehört zur gezielten psychosomatischen Therapie des Tinnitus ausreichende Information und ein spezielles kognitives Training, das die automatischen Gedanken- und Fühlmuster, die sich mit dem Tinnitus verbinden, bewußt macht. Wir lernen in der kognitiven Therapie, alte negative Gedanken in eine positive und hilfreiche Einstellung gegenüber dem Tinnitus zu wandeln. Als Patient erfahre ich, dass es wichtig ist, den Tinnitus anders im Gesamtkontext meines Lebens zu bewerten und wenig hilfreiche Gefühle zu verstehen und zu wandeln. Dazu gehört auch eine konsequente Selbsteinschätzung mittels Tinnitus-Tagebuch und einer Selbst-Beurteilung in einem Tinnitus-Fragebogen. Nach einem Gruppentherapiezyklus mit kognitiver Therapie sind die meisten Menschen in der Lage, mit dem Tinnitus besser umzugehen und zu leben. Es ist ein Bewusstsein über die Möglichkeiten der Aufmerksamkeitsfokussierung entstanden und allgemeine Einstellungen zu Gesundheit und Körper sind positiver geworden.

4. Der Teufelskreis von Angst und Wahrnehmung des Tinnitus

Beim chronisch-komplexen Tinnitus besteht bei vielen Patienten meist ein Teufelskreis von unterschiedlichsten Ängsten und Erwartungen:

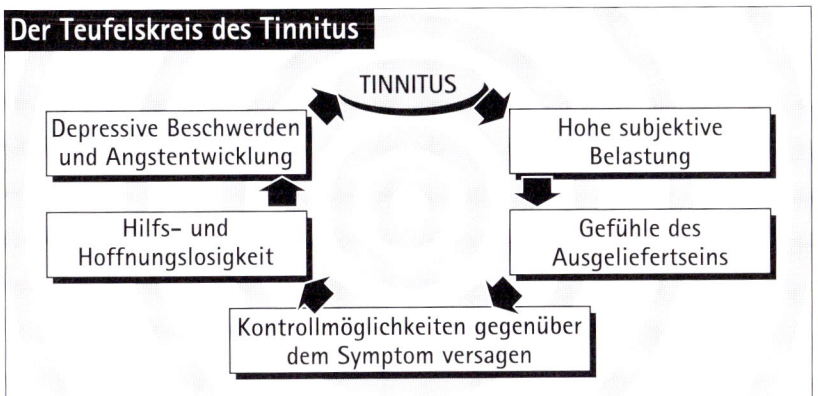

Viele Patienten erleben ihren Tinnitus als bedrohlich, sie fürchten ihn und interpretieren ernsthafte Krankheiten hinein. Viele Menschen fürchten auch, dass ihr Tinnitus immer lauter wird, Ewigkeiten anhält, oder gar nicht geheilt werden kann. Das Eindringen des Tinnitus in das Gehirn, das Wegnehmen des „Rechtes auf Stille", begründet die Bedrohung, mit der die Patienten den Tinnitus erleben. So kommt es, dass der Tinnitus fortwährend Ruhe und Frieden des Patienten stören kann, die Konzentration bei der Arbeit beeinflussen kann und die eigentlich erholsamen Aktivitäten durch seine bloße Anwesenheit stört.

Nach den Erfahrungen von Prof. Hazell und Jastreboff kann sich der Tinnitus bessern, wenn der Patient diese Gefühle überwindet und aufhört, sich negative Gedanken über seinen Tinnitus zu machen. In einer kognitiven Psychotherapie wird es möglich, diese negativen Gedanken des Tinnitus-Betroffenen auf seine Grundannahmen und psychophysiologischen Konsequenzen hin zu untersuchen und gemeinsam zu besprechen. Durch einen solchen therapeutischen Dialog wird es dann möglich, positive und funktionalere Gedankenmuster an die Stelle hinderlicher und angstbesetzter Einstellungen zu setzen.

5. Gewöhnung (Habituation) und Aufmerksamkeitsfokussierung

Die Anwesenheit eines ständig bestehenden Reizes (Stimulus) bewirkt gewöhnlich beim Menschen eine Gewöhnung (Habituation), wobei der Mensch mit stetig abnehmendem Erregungsniveau und Aufmerksamkeit auf diesen Reiz (Stimulus) reagiert.

Für den Tinnitus (Stimulus) bedeutet das, dass er dann nicht mehr hörbar sein wird, wenn wir in der Lage sind, uns mehr und mehr an ihn zu gewöhnen und ihm zunehmend weniger Aufmerksamkeit zu schenken. Die Tinnitus-Retraining-Therapie versucht zu erreichen, dass der Teufelskreis von Tinnitus-Wahrnehmung und Angst durchbrochen wird und dem Tinnitus letztlich weniger Aufmerksamkeit zuteil wird. Dies wiederum wird dann zur zunehmenden emotionalen Gelassenheit und zur heilsamen Entspannung führen.

Die hemmenden Bahnen, die Filter der Hörbahnen, müssen erneut aufgebaut und reaktiviert werden. Hier müssen tatsächliche Umbauprozesse an den Schaltstellen der Nervenbahnen und an den Verknüpfungen der Hörwahrnehmung mit den emotionalen Gehirnzentren (Limbisches System) stattfinden.

Wenn wir begreifen, dass der Tinnitus keine Bedrohung ist; wenn wir begreifen, dass wir den Tinnitus wie Alltagsgeräusche in den Hintergrund drängen können; wenn wir begreifen, ihm keine Aufmerksamkeit mehr zu schenken, dann sind wir im Kampf gegen das Ohrgeräusch einen entscheidenden Schritt vorangekommen.

6. Der Tinnitus – ein unliebsamer Begleiter

In der Therapie einer 28-jährigen Patientin, die seit 10 Jahren an Tinnitus litt, zeigte sich in der Gruppentherapie in einer psychodramatischen Szene, dass ihr Tinnitus ein unverzichtbarer Begleiter war. Die Patientin hatte in ihrem Tinnitus, unter dem sie sehr litt, einen Begleiter, der sie ständig verfolgte und beanspruchte und dessen ständige Aufmerksamkeit sie daran hinderte, einen tieferen Schmerz und eine tiefe Wut gegenüber ihrer Mutter zu spüren. Manchmal also kann der Tinnitus einen tieferen seelischen Schmerz maskieren, und nach dessen Auflösung kann der Betroffene mit dem Symptom besser und weitaus entängstigter umgehen. Manchmal ist der Tinnitus ein unbequemer Begleiter, der sich in das eigene Leben eingeschlichen und eingemischt hat, ohne dass sich ein tieferer seelischer Grund finden ließe. Dann ist es wichtig, dass wir lernen, ihm so wenig Beachtung wie möglich zu schenken. Manchmal befürchten Betroffene, mit dem Tinnitus ihre Fähigkeit zur Stille verloren zu haben. Dann ist es wichtig, dass sie einen Zugang zur inneren Stille finden.

Die vierte Säule der T-R-T

1. Entspannungsverfahren und Körperwahrnehmungsübungen

Innere seelische Anspannung und körperliche Blockierungen und Verspannungen erhöhen unsere Krankheitsempfänglichkeit und verstärken schon bestehende körperliche und psychische Symptome. Für Tinnitus-Patienten sind Entspannungstraining (Autogenes Training oder Progressive Muskelrelaxation) und speziell auf die Integration des Tinnitus ausgerichtete Übungen (nach Schmidt, 1998) hilfreich und unterstützen die anderen Therapieansätze innerhalb der T-R-T.

Als Betroffene lernen wir Zugänge zur Entspannung und zur Erweiterung unserer Körperwahrnehmungen kennen und diese für einen heilsamen Umgang mit uns selbst einzusetzen.

Die erfolgreiche Tinnitus-Behandlung beruht auf dem Umschulen (retraining) und dem Wiedererlernen (relearning). Sobald der Tinnitus seine für uns unheimliche Bedrohung verloren hat, beginnt er sich zu vermindern. Dabei spielt die Lautstärke des Ohrgeräusches erstaunlicherweise keine Rolle. In manchen Fällen wird der Tinnitus für einen längeren Zeitraum sogar nicht mehr gehört. Ein Ziel von entspannenden Übungen und diffenrenziertem Hörtraining ist die Entwicklung eines positiven Zugangs zum eigenen Körper und einer erhöhten inneren Wahrnehmungsfähigkeit. Wird unsere innere Wahrnehmungsfähigkeit größer und intensiver, sind wir auch in der Lage, bewußter und gezielter mit inneren Wahrnehmungen umzugehen und diese zu selektieren, d.h. durch gezielte Aufmerksamkeit auszuwählen.

2. Wieder auf sich hören

Das Ohrgeräusch kann eine Quelle der Besinnung auf unser Selbst und unsere Gesundheit sein. Wir wissen heute, dass die Gesundheitspflege einen wesentlichen Teil von Heilung darstellt und für die Gesellschaft auch ökonomisch äußerst bedeutsam ist. Die Wahrnehmung von Stille ist für den vom Ohrgeräusch Betroffenen ein ersehnter Zustand. Sein Erlangen braucht Pflege und tägliche Besinnung, sonst erreicht die Stille nicht unser Bewusstsein.

Heute stehen dazu verschiedenste Angebote zur Verfügung, vor allem in der psychosomatischen und der psychotherapeutischen Medizin. Auch im rasantesten Alltag ist diese Pflege möglich und wichtig, hilft sie doch, die „Welt für einen Augenblick anzuhalten", wie die Tolteken-Schamanen es nannten. Der innere Zugang zur Stille ist daher für den Tinnitus-Betroffenen eine bedeutsame Maßnahme. Dieser Weg kann länger oder kürzer sein, je nachdem, was der Betroffene braucht. Unter Umständen ist eine gezielte Rekapitulation des eigenen Lebens notwendig, oder auch das Üben gezielter Strategien, die Stresslast direkt zu erleichtern. Dies ist ein Prozess der inneren Arbeit an unseren Annahmen über die Welt und damit auch an den Einstellungen zu unserem Körper. Wir wissen es tief in uns, dass es eine Quelle der Klarheit und Selbstverantwortung gibt, die es erlaubt, dass sich unser Verhalten wandeln kann.

Eine der hinderlichsten Einstellungen zum Tinnitus besteht darin, dass wir ihn als einen Gegner betrachten, den wir nicht haben möchten. Dies verleiht dem Tinnitus sehr viel Aufmerksamkeit und erhöht damit den inneren Widerstand. Aus den Kampfkünsten wissen wir, dass eine wirksame Strategie im Kampf mit einem starken Gegner ist, mit dessen Kraft zu gehen und diese aufzunehmen oder abzulenken. Widerstand stärkt hier den Gegner! Auf das Ohrgeräusch übertragen wird dann verständlich, dass der Widerstand uns Kraft kostet und uns aus der Mitte bringt. Mit zunehmender Auflösung dieses inneren Widerstandes erlischt auch die negative Aufmerksamkeit. Schmilzt dieser innere Widerstand gegen den Tinnitus und setzt geübte Gleichgültigkeit ein, dann öffnet sich die Tür zur Stille einen Spalt und heraus strömt ein Licht, das sich über unser Leben ausbreitet wie glitzernder Morgentau. Einen Augenblick sind wir bereit, unsere Last abzugeben mit vollem Risiko. Wir verstehen die Botschaft im Ohrgeräusch und richten uns danach. Der Preis? Die Bereitschaft, Veränderungen im eigenen

Leben zuzulassen und den Mut, der Botschaft des Ohrgeräusches zu lauschen.

Wir werden die Schönheit der sinnlichen Erfahrung wiederentdecken, wenn wir uns Raum und Zeit schaffen, in uns hineinzuhören. Entspannungstraining und Hörübungen, die unser Verständnis für unseren Körper durch neue sinnliche Erfahrungen erhöhen, sind in der Lage, uns zu einem liebe- und leibvollen Zugang zu unserer Innenwelt zu motivieren. Eine solche Positivierung der Hörerfahrung hilft bei der Gewöhnung (Habituation) an den Tinnitus und seiner innerseelischen Bewertung.

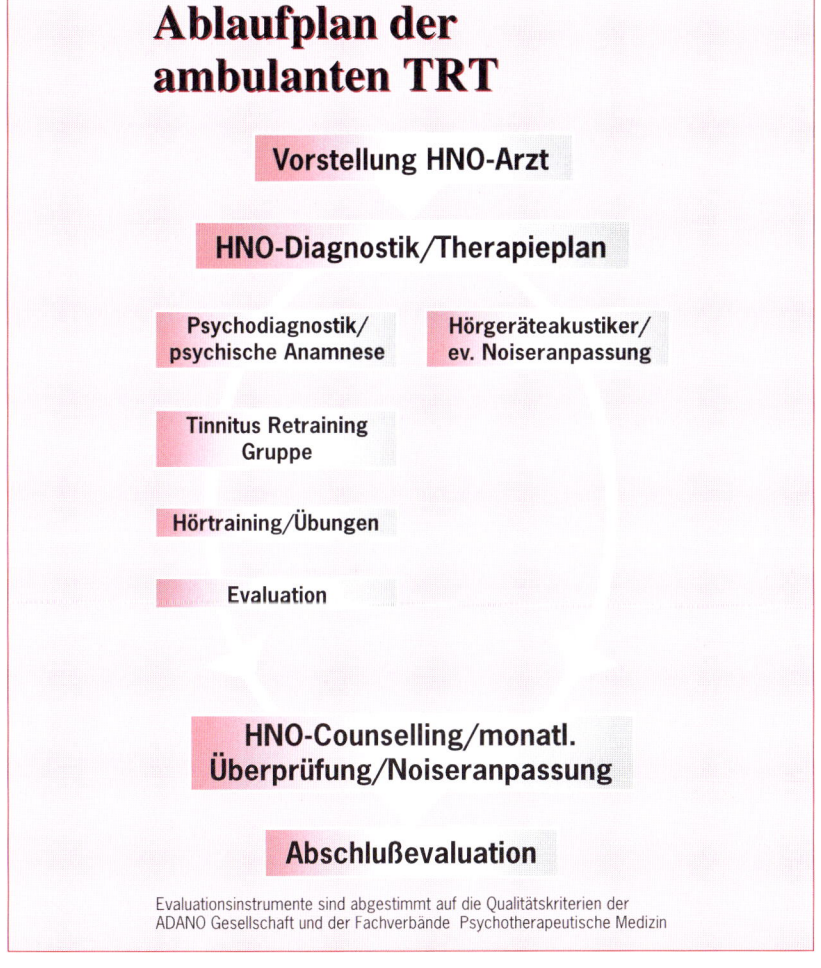

Ablaufplan der ambulanten TRT

Vorstellung HNO-Arzt

HNO-Diagnostik/Therapieplan

Psychodiagnostik/ psychische Anamnese

Hörgeräteakustiker/ ev. Noiseranpassung

Tinnitus Retraining Gruppe

Hörtraining/Übungen

Evaluation

HNO-Counselling/monatl. Überprüfung/Noiseranpassung

Abschlußevaluation

Evaluationsinstrumente sind abgestimmt auf die Qualitätskriterien der ADANO Gesellschaft und der Fachverbände Psychotherapeutische Medizin

4. Die Übungen

Einleitung zum Kapitel „Übungen"

Was immer die Ursachen sind, der Tinnitus ist meist ein quälender Begleiter. Daher braucht es im Umgang mit dem Tinnitus geeignete psychosomatische Strategien, den besten Blickwinkel gegenüber dem belastenden Geräusch im Ohr einzunehmen. Wie der Schmerz, besitzt der Tinnitus eine unabweisbare Präsenz und konfrontiert uns mit der vollen Bindung unserer Aufmerksamkeit. Für viele Menschen ist das Auftreten des Tinnitus eine herbe Erinnerung an ihren Körper oder ein von innen kommendes, angsteinflößendes Phänomen, das starke Gefühle auslöst oder verbirgt.

Die Entwicklung eines positiven Zugangs zum Körper und einer erhöhten Wahrnehmungsfähigkeit für den eigenen Körper nimmt dem Tinnitus Kraft. Der Tinnitus kann dann ein körperlich-seelisches Ereignis neben anderen werden und verliert seine Macht im Vordergrund des Selbsterlebens.

Die folgenden Übungen beabsichtigen eine Erhöhung der eigenen, inneren Wahrnehmungsfähigkeit und bahnen damit den Zugang zur inneren Stille. Diese Übungen können im Rahmen einer Tinnitus-Retraining-Therapie Anwendung finden. Sie verknüpfen Entspannungsverfahren, Atemübungen und Hörerfahrungen zu einem ganzheitlichen Übungsansatz. Indem wir Raum und Zeit schaffen, wieder auf uns zu hören, verliert der Tinnitus seinen überschattenden Einfluß auf unser Selbsterleben und unsere Befindlichkeit.

Voraussetzungen für die Übungen

Die Durchführung dieser Übungen setzt eine genaue HNO-ärztliche Diagnostik und, bei schweren psychischen Begleitstörungen, eine Beratung durch einen Facharzt für Psychiatrie oder Psychotherapeutische Medizin voraus, damit die Ursachen Ihres Tinnitus gänzlich aufgeklärt sind. Sind vorab organmedizinische Behandlungen notwendig, können diese keinesfalls durch diese Übungen ersetzt werden. Jedoch können sie in den meisten

Fällen von chronisch-komplexem Tinnitus, auch zusätzlich zur eventuell notwendigen organmedizinischen Therapie anderer ursächlicher Erkrankungen üben. Natürlich können diese Übungen keine Psychotherapie erübrigen, die tiefere seelische Ursachen behandelt. In jedem Falle jedoch erhöhen die hier vorgestellten Übungen die eigene Wahrnehmungsfähigkeit und die innere Kompetenz, mit einem Symptom wie dem Tinnitus umzugehen. Ist der Tinnitus chronisch, unterstützen die Übungen eigene Bewältigungsstrategien und sind ein Baustein im Rahmen einer Tinnitus-Retraining-Therapie.

Die Übungen ersetzen keine ärztliche Behandlung. Wenn Sie die Übungen durchführen wollen, besprechen Sie es bitte mit Ihrem Arzt!

Wieder Lebensqualität

ist möglich, auch wenn der Tinnitus ein in das eigene Leben getretener Begleiter geworden ist. Es gibt keine Übung, die einen Tinnitus garantiert rasch beseitigt, es gibt auch keine Sicherheit, dass Ihr Tinnitus durch regelmäßiges Üben verschwindet. An erster Stelle steht, dass der Tinnitus sich verändert und in den Hintergrund tritt, und dass Sie erlauben, eine Lebensqualität für sich zu schaffen, der Sie innerlich gut zustimmen können. Viele Tinnitus-Betroffene leiden durch und mit dem Tinnitus an Ängsten und Depressionen. Sowohl durch gesteigertes Angsterleben als auch durch Depressionen ist unsere Selbstintegrität und das Selbsterleben nachhaltig eingeschränkt. Das Herstellen eines grundlegend guten Zugangs zu sich selbst, zum eigenen Körper und der Gefühlswelt, ist das Ziel der Übungen.

Wohin hören,

ist für den Tinnitus-Betroffenen eine elementare Frage geworden. Erhält der Tinnitus viel Aufmerksamkeit, macht er sich breit. Unser Gehör ist ein ständig „offenes" Sinnesorgan, das sich nicht wie die Augen einfach verschließen lässt. Wir stehen ständig in einer wahrnehmenden Verbindung mit der Außen- und Innenwelt.

> ■ Das Ohr repräsentiert den ganzen Menschen als einen auf den Kopf gestellten Embryo.

Aus der Lehre der Ohrakupunktur wissen wir: unser Ohr ist ein Hologramm. Das Ohr repräsentiert den ganzen Menschen als einen auf den Kopf gestellten Embryo. Es verbindet uns mit der Quelle des Seins. Das

Gehör reift als frühestes Sinnesorgan und erlischt zuletzt beim Sterben. Es ist unser differenziertester Sinn mit der höchsten Leistungsfähigkeit. Das Gehör hat eine immens wichtige kommunikative Funktion und seine Einschränkung hat oft weitreichende seelische Folgen. Wir können unsere Ohren nicht einfach verschließen, sie sind nach außen und innen geöffnet und lassen so erhebliche Mengen von Informationen, Botschaften und Wahrnehmungen durch uns hindurch.

In der heutigen Lärmgesellschaft wird unser Gehörsinn förmlich bombardiert mit Lautstärke und Informationen. Gleichzeitig leben wir mit einer überforderten inneren Resonanz auf diese Lebensbedingungen, so dass unsere sinnliche Wahrnehmungsfähigkeit sich zunehmend einengt. Der äußeren Reizüberflutung entspricht eine zunehmend reduzierte Zeit für innere Wahrnehmung. Als Tinnitus-Betroffene sollten Sie äußere Stille meiden (denn diese hebt den Tinnitus hervor) und einen Zugang zur inneren Stille suchen (denn diese nimmt dem Tinnitus, die ihn verstärkende Aufmerksamkeit).

Wieder auf sich hören

Wir werden die Schönheit der sinnlichen Erfahrung wiederentdecken, wenn wir uns Raum und Zeit schaffen, in uns hinein zu hören. Die Anwendung von Tinnitus-Noisern (Rauschgeräten), kognitiver Therapie und Hörtraining sind die Hauptsäulen einer modernen Tinnitus-Retraining-Therapie, die Entängstigung und positiven Umgang mit dem Tinnitussymptom bewirken soll. Die hier vorgestellten Übungen sind zum Tinnitus-Retraining bestens geeignet. Sie erlauben, dass wir unser Verständnis für unseren Körper erhöhen und einen wachsend liebe- und leibvollen Zugang zu unserer inneren Welt finden. Sie stärken so das innere Potential gegenüber dem Tinnituseinfluß. Auf sich hören zu können, gehört zum Potential eines jeden Menschen. Wir bezeichnen Botschaften aus der Tiefe unserer Seele als innere Stimme, und ich meine, dass wir in Gegenwart dieser inneren Stimme mit uns eins sind und in Kontakt mit unserem tiefsten Wesen. Die folgenden Übungen konzentrieren sich auf das Hören innerer Botschaften der Leib-Seele-Einheit und zeigen den Umgang mit der Hörwahrnehmung als einen Weg zu unseren heilenden Ressourcen auf. Die Übungen wirken auf die emotionalen Assoziationen, die mit dem Tinnitus verbunden sind und tragen zu einer Positivierung der Hörwahrnehmung und zur Gewöhnung (Habituation) an den Tinnitus bei.

Welche Übung für was?

Die folgenden Übungen stellen daher verschiedene Zugangswege zur inneren Wahrnehmung und zum liebevollen Umgang mit dem Symptom „Tinnitus" dar. Sie können nach den hier vorgegebenen Übungsbeschreibungen sich selbst ein Übungsprogramm zusammenstellen, das Ihrem Tinnituserleben und dem eigenen Zugang zur inneren Wahrnehmung am besten entspricht. Folgende Übungen werden vorgestellt:

> Sie können nach den hier vorgegebenen Übungsbeschreibungen sich selbst ein Übungsprogramm zusammenstellen.

1. Übungen im Stehen:
Übungen 1–8: bewirken Bewegung und Mobilisierung des motorischen Systems und der Energie.

2. Übungen im Sitzen:
Übungen 9–13: Atemübungen, Loslass-Übungen und Übungen mit der Stimme.

3. Übungen im Liegen:
Übungen 14–18: Übungen mit inneren Bildern, die Ressourcen einer positiven Körperwahrnehmung wecken und eine Haltung der inneren Achtsamkeit fördern.

4. Übungen für unterwegs:
Übungen 19–21: Übungsanleitungen für Situationen draußen und unterwegs.

> Alle Übungen verfolgen die Absicht, Sie zu einem positiven Zugang zur inneren Wahrnehmung anzuleiten und dadurch den Tinnitus ins richtige Licht zu rücken. Sie können sich je nach eigenem Typ und eigenen Vorlieben, die für Sie besten Übungen auswählen. Die Übungen gehen über verschiedene innere Kanäle der Wahrnehmung, und Sie sollten den für Sie geeignetsten und am besten funktionierenden Zugang herausfinden.

positiver Zugang

Wie üben?

Die Übungen beinhalten verschiedene Dimensionen, auf denen gleichzeitig geübt wird. Gehen Sie davon aus, dass mit der Übung diese Dimensionen auch in die Wahrnehmung des Alltags einfließen werden. Daher ist ein regelmäßiges, tägliches Üben wichtig, damit Sie im Alltagsstress von Beruf, Verkehr, oder auch in Pausen die Übungen direkt anwenden können. Am besten beginnen Sie mit dem Üben zu Hause an einem ruhigen und angenehmen Platz, an dem Sie eine Zeit ungestört sind. Üben Sie in Stille.

Die Körperhaltung:
Alle Übungen haben eine Beschreibung der Körperhaltung, aus der geübt werden soll. Einige Übungen werden ausschließlich im Stehen geübt, andere im Liegen oder Sitzen. Die innere Haltung beim Üben ist Gelassenheit.

Der Atem:
Jede Übung beinhaltet ein bewusstes Lenken des Atems. Es ist jeweils beschrieben, welche Form des Ein- oder Ausatmens wichtig ist. Mit der Zeit wird das Lenken des Atems bekannter und damit eine wichtige Entspannungshilfe, auch für den Alltag und aufregende Situationen. Das Zentrum des Atems ist der Bauch, dort sollte der Atem zunehmend ruhen.

Die Energie:
Energie ist unsere universelle Lebensquelle und ihr freies Fließen ist eine Qualität von Gesundheit. Durch die Übungen lernen Sie, Energie als inneren und äußeren Lebensquell zu mobilisieren und in Ihre Lebenskultur einzubauen. Atem, Körperhaltungen, Bewegungen, Gedanken und Gefühle können Energie mobilisieren, wenn sie achtsam gelenkt werden.

Heilsame Bilder und Worte:
In einigen Übungen werden Anleitungen für innere Einstellungen angeboten. Diese sind im Text und im Bild hervorgehoben. Sie helfen, festgefahrene innere Denk- und Fühlmuster, die den Tinnitus unterstützen, loszulassen und bieten Alternativen an.

Wo üben?

Grundsätzlich ist jeder Platz, an dem Sie eine zeitlang äußere Ruhe haben, für die meisten Übungen geeignet. Zu Beginn suchen Sie sich zu Hause einen ruhigen, angenehmen Platz, an dem Sie ungestört sind. Natürlich können Sie auch in lärmbelasteten Alltagssituationen verschiedene Übungen durchführen. Bei Übungen draußen ist jeweils beschrieben, welcher Ort oder welche Situation sehr geeignet ist.

Übungsanleitung und Icons

Icons sind bildhafte Symbole, um die Durchführung der Übungen nach dem Buch zu erleichtern. Folgende Reihe von Icons sollen beim Üben auf Körperhaltung, Atem, Energie und innere Einstellung hinweisen. Die Icons stellen also Grundelemente einer jeden Übung dar, auf die Sie beim Beginn der Durchführung achten müssen. Die Icons fördern das Behalten des Übungsablaufes und stellen die Basisinstruktionen zu jeder Übung dar.

Icons zur Körperhaltung und Energie

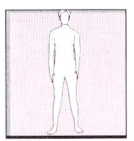

Stehen

Sie stehen aufrecht, die Füße schulterbreit auseinander und parallel ausgerichtet; die Knie sind leicht angebeugt, die Schultern haben sinkendes Gewicht und die Arme sind locker, als könnten sie baumeln.

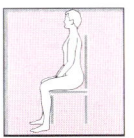

Sitzen

Sie sitzen aufrecht auf einem ausreichend harten Stuhl, so dass Sie Ihre Sitzhöcker spüren. Die Schultern haben sinkendes Gewicht und die Unterarme ruhen auf den Oberschenkeln. Die Füße stehen mit der gesamten Fußsohle fest auf dem Boden.

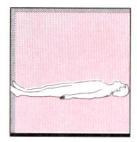

Liegen

Sie liegen auf einer bequemen Unterlage, die ausreichend fest ist, so dass Sie Ihren Körper, fest auf dem Boden aufliegend, spüren können. Sie lassen sich zunehmend tragen und geben Gewicht an den Boden oder die Liege ab. Arme und Beine sind angenehm schwer, der Kopf wird bewusst von der Unterlage getragen.

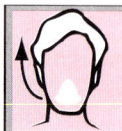

Die Zunge liegt am oberen Gaumen mit der Spitze am Übergang von hartem zu weichem Gaumen und schließt den inneren Energiekreislauf.

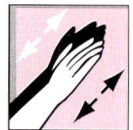

Sie reiben die Hände vor dem Körper mit offenen, etwas gestreckten Handflächen aneinander (12 mal), so dass die beiden Handflächen einen guten Kontakt haben und sich ganz berühren. Der Atem fließt dabei natürlich durch die Nase, die Zunge liegt mit der Spitze am oberen Gaumen (Grenze harter/weicher Gaumen).

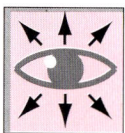

Die Augen schauen, ohne einen Gegenstand genau zu fixieren, auf das Ganze und weit. Der Blick richtet sich auf die energetische Wahrnehmung von innen und außen.

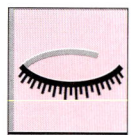

Die Augen sind während der Übung geschlossen.

Die Aufmerksamkeit richtet sich nach innen. Leichte Spannung und nach außen ziehende Kraft in beiden Mundwinkeln, die sich zu einem sanften Lächeln ausdehnen. Sanftes Lächeln in den Augen und ausdehnende Kraft in den Augenwinkeln. Das Lächeln halten Sie mit der Gesichtsmuskulatur bewusst aufrecht und verbinden es mit liebevoller innerer Energie. Die Augen sind dabei geschlossen.

 Beide Ohren innerlich bewusst öffnen und nach innen hören. Das Nach-Innen-Hören richtet sich auf die innere Stimme und aufkommende innere Impulse.

Icons für die Lenkung des Atems

Der Atem ist ein wesentlicher Bestandteil der Übungen. Grundsätzlich betonen die Übungen eine sinkende Richtung des Atems nach unten.

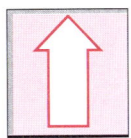 Einatmen durch die Nase oder Mund.

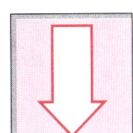 Ausatmen durch die Nase oder Mund.

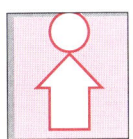 Einatmen durch die Nase und den Atem in Einatemposition anhalten.

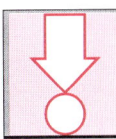 Ausatmen durch den Mund und den Atem in Ausatemposition anhalten.

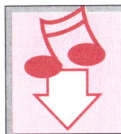 Das Ausatmen durch den Mund mit Stimme und einem tönenden Vokal („A, E, I, O, U") verbinden.

Andere Icons

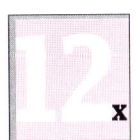 Festgelegte Übungsanzahl. Die Übung soll 12 mal wiederholt werden.

Energiezentren im Körper

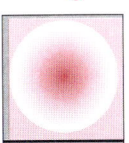 Energiezentren im Körper sind Orte der Kraft, die wir mit innerer Achtsamkeit erreichen und aufbauen können. Wenn wir uns mit ihnen verbinden, erreichen wir Zugang zu Ressourcen der Kraft aus unserem Selbst. Die hier vorgestellten Übungen fördern den Zugang zu den drei Zentren: Bauch, Herz und Kopf.

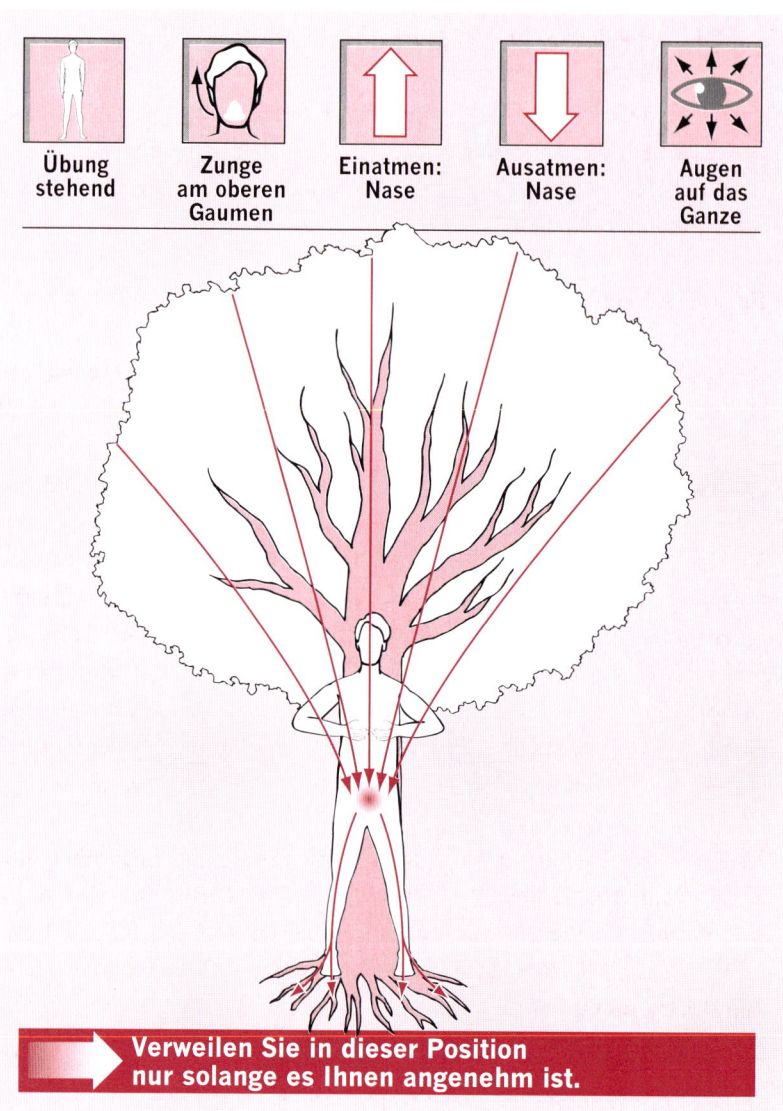

| Übung stehend | Zunge am oberen Gaumen | Einatmen: Nase | Ausatmen: Nase | Augen auf das Ganze |

Verweilen Sie in dieser Position nur solange es Ihnen angenehm ist.

01. „Stehen wie ein Baum"

- Sie stehen aufrecht, die Füße schulterbreit auseinander und parallel ausgerichtet; die Knie sind leicht angebeugt, die Schultern haben sinkendes Gewicht und die Arme sind locker, als könnten sie baumeln. Die Augen schauen auf das Ganze.

- Einatmen durch die Nase. Ausatmen durch die Nase.

- Sie beginnen langsam die Arme vor dem Körper parallel bis zur Höhe des Herzens zu heben. Dabei ist das Ellbogengelenk leicht gebeugt und Sie halten die Arme auf Brusthöhe einander zugewandt. die Hände sind entspannt, die Finger zeigen leicht gebeugt aufeinander zu und Sie nehmen eine Haltung ein, als könnten Sie einen Baum umarmen. Der Rücken bleibt dabei aufrecht locker, die Schultern haben ein sinkendes Gewicht. In den Ellbogen wirkt eine leicht aufspannende und gleichzeitig nach unten gerichtete Kraft. Das Becken hat eine sinkende Kraft nach unten und fühlt sich nach unten geschlossen an, der Bereich um die Nieren fühlt sich weit an. Der Kopf wird dabei ohne Anstrengung gerade gehalten, als ob er mit einem dünnen Seil am Scheitel mit dem Himmel verbunden sei; der Blick geht nach vorne und schaut auf das Ganze.

- In dieser Position lassen Sie den Atem natürlich und ruhig gehen, mit einer sinkenden Tendenz in den Bauch. Dort lassen Sie den Atem dahingehen, wo er Raum und Platz hat. Dies unterstützen Sie durch das Wort »Sinken«. Stellen Sie sich jetzt vor, Sie entwickeln Wurzeln, die in den Boden greifen.

Verweilen Sie in dieser Position solange es Ihnen angenehm ist. Wenn es gut ist, lassen Sie die Arme mit dem Ausatmen wieder nach unten zu den Seiten sinken.

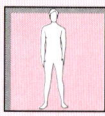

Übung
stehend

Einatmen:
Nase

Ausatmen:
Mund

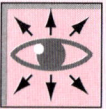

Augen
auf das
Ganze

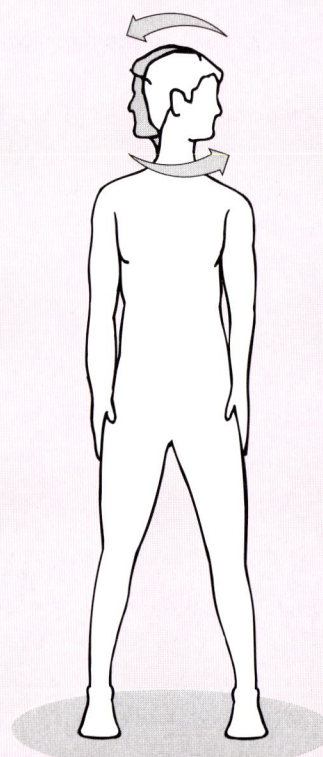

 **Erkennen Sie an, dass die Bewegung des "Nein-Sagens" Ihren inneren Horizont erweitert.**

02. „Den Kopf nach links und rechts mobilisieren"

● Sie stehen schulterbreit, die Füße parallel, die Knie leicht angebeugt, die Schultern haben sinkendes Gewicht und die Arme sind locker, als könnten Sie baumeln. Die Augen schauen auf das Ganze.

● Einatmen durch die Nase. Ausatmen durch den Mund.

● Mit dem Einatmen bewegen Sie den Kopf langsam von rechts nach links und mit dem Ausatmen von links nach rechts. Mit jedem Einatemzug geht der Kopf nach links, soweit es ohne Schmerzen möglich ist und mit dem Ausatem nach rechts, soweit es ohne Schmerzen möglich ist. Vielleicht dehnt sich der Bewegungsraum während der Übung aus. Wo Sie Grenzen der Bewegung spüren, anerkennen Sie die Möglichkeit, diese Grenzen zu erweitern. Wo Sie Freiräume in der Bewegung spüren, gehen Sie in diese hinein. Wiederholen Sie diese Übung, sooft es sich gut anfühlt.

> Während mein Kopf sich von rechts nach links und von links nach rechts bewegt, trete ich in Gegenwart all der Empfindungen, die sich mit der Bewegung meines Kopfes und meines Nackens verbinden. Tief in die Bewegung hineinspürend, erlaube ich, dass die Halswirbelkörper, das Sehnengeflecht, die kleinen Gelenke zwischen den Wirbelkörpern, die tiefe Halsmuskulatur und die großen Muskeln meines Halses und die Schilddrüse ins Licht meiner Anerkennung und Liebe treten. Ich stimme meiner Fähigkeit, nein zu sagen aus tiefstem Herzen zu. Ich anerkenne, dass die Bewegung des Nein-Sagens meinen inneren Horizont erweitert. Ich meditiere einen Augenblick über die tiefe Bedeutung von „nicht dies, nicht das".

● Dann lassen Sie nach dem dritten Mal den Kopf in die aufrechte entspannte Mittellage zurückkommen und die innere Bewegung in Ruhe nachklingen.

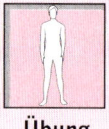
Übung
stehend

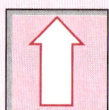
Einatmen:
Nase

Ausatmen:
Mund

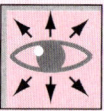
Augen
auf das
Ganze

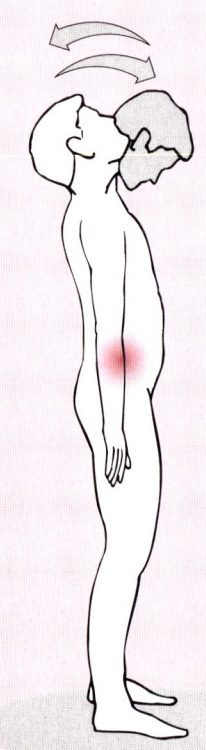

 **Schauen Sie auf Ihr eigenes Dasein in der Welt
und verbeugen Sie sich vor der Grösse des Lebens.**

03. „Den Kopf nach vorn und hinten mobilisieren"

- Sie stehen schulterbreit, die Füße parallel, die Knie leicht angebeugt, die Schultern haben sinkendes Gewicht und die Arme sind locker, als könnten Sie baumeln. Die Augen schauen auf das Ganze.

- Einatmen durch die Nase. Ausatmen durch den Mund.

- Sie beginnen den Kopf mit dem Einatem langsam nach hinten zu bewegen, sind dabei möglichst entspannt, atmen durch die Nase ein, der Unterkiefer darf hängen. Ist der Kopf hinten an einer Grenze angekommen, geben Sie dorthin eine liebevolle Anerkennung. Bewegen Sie den Kopf – jetzt mit dem Ausatem – langsam nach vorne, bis sich das Kinn soweit wie möglich dem oberen Brustbein genähert hat und ein neues Gewicht bekommt. Diese Übung wiederholen Sie, sooft es sich gut anfühlt. Ganz langsames Üben erhöht die Wahrnehmung für den Raum. Genießen Sie die Lebendigkeit in dieser Bewegung.

> Ich gehe aus vom Ja-Sagen und welche Bedeutung das Ja-Sagen in meinem Leben hat und zu welchen Konsequenzen es bisher geführt hat. Ich spüre in die Bewegung hinein und erlaube dem Kopf und dem Nacken, ins Licht meiner Anerkennung und Liebe zu treten: Die Halswirbel, die kleinen Gelenke zwischen den Wirbelkörpern, der Sehnenapparat, die Halsmuskulatur, die Kiefergelenke, der Zungengrund und die Schilddrüse. Ich schaue auf mein Dasein in der Welt und gebe meine innere tiefe Zustimmung und verbeuge mich vor der Größe des Lebens.

- Dann lassen Sie nach dem dritten Mal den Kopf in die aufrechte entspannte Mittellage zurückkommen und die innere Bewegung in Ruhe nachklingen.

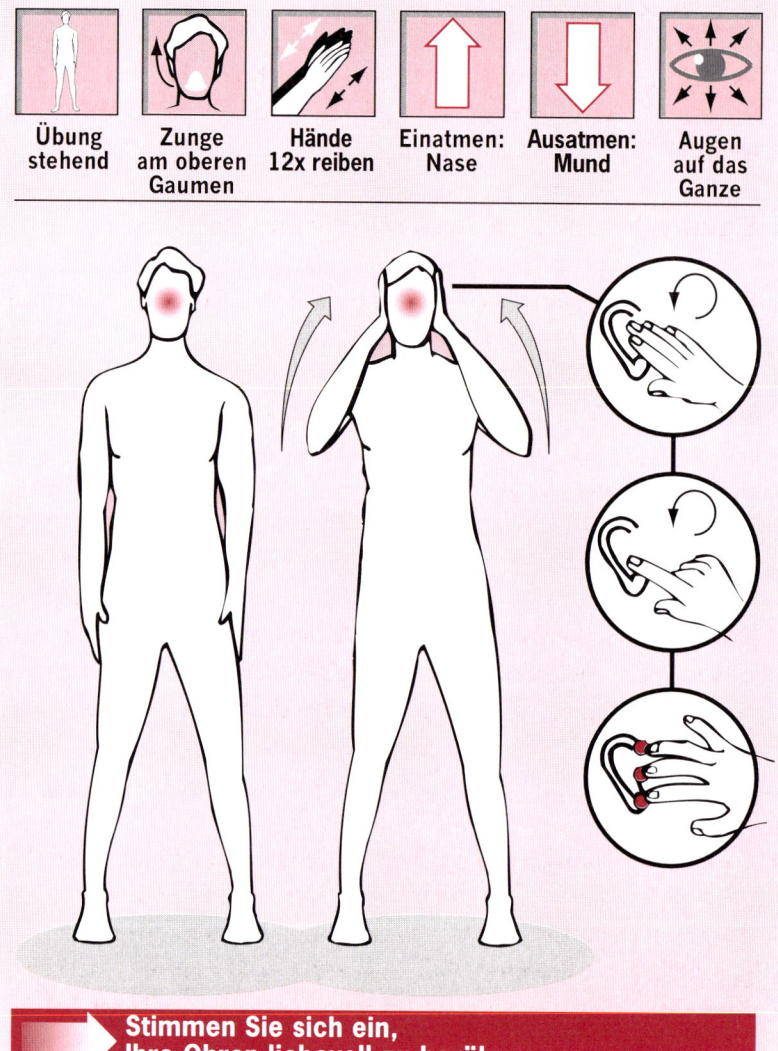

| Übung stehend | Zunge am oberen Gaumen | Hände 12x reiben | Einatmen: Nase | Ausatmen: Mund | Augen auf das Ganze |

**Stimmen Sie sich ein,
Ihre Ohren liebevoll zu berühren.**

04. „Die Ohren mobilisieren"

- Sie stehen schulterbreit, die Füße parallel, die Knie leicht angebeugt, die Schultern hängen schwer und die Arme sind locker, als könnten sie baumeln. Die Augen schauen auf das Ganze.

- Einatmen durch die Nase. Ausatmen durch den Mund.

- Sie reiben die Hände vor dem Körper mit offenen, etwas gestreckten Handflächen aneinander (12 mal), so dass die beiden Handflächen einen guten Kontakt haben und die Handflächen sich ganz berühren; die Zunge liegt dabei mit der Spitze am oberen Gaumen.

- Dann gehen Sie mit der linken Hand zum linken Ohr, mit der rechten Hand zum rechten Ohr. Der Atem geht natürlich, die Zunge ist entspannt. Sie beginnen mit beiden Händen, die Ohren von der Spitze herunter, über die Ohrknorpel bis zum Ohrläppchen mit einem Ihnen angenehmen Druck zu massieren. Erlauben Sie sich, die Ohren wie eine unbekannte Landschaft zu entdecken. Lassen Sie sich Zeit. Dann gehen Sie zuletzt mit beiden Zeigefingern in den äußeren Vorhof des Gehörganges und lassen die Finger mit leichten Bewegungen und sanftem Druck kreisen. Reinigen Sie Ihr Gehör durch das entstehende Geräusch der Berührung.

- Dann setzen Sie Zeigefinger, Mittelfinger und Ringfinger jeder Hand mit den Fingerspitzen vor das jeweilige Ohr, so dass diese sich vor dem Ansatz und dem Eingang des Ohres befinden. Kreisen Sie mit den Fingern mit leichtem, sanften Druck auf diesen Punkten. Fahren Sie mit dem Kreisen der Finger fort, solange es Ihnen angenehm ist, lassen Sie dann die Arme sinken und spüren Sie den Bodenkontakt.

- Dann dreimal durch die Nase ein-, durch den Mund mit leicht gespannten Lippen ausatmen.

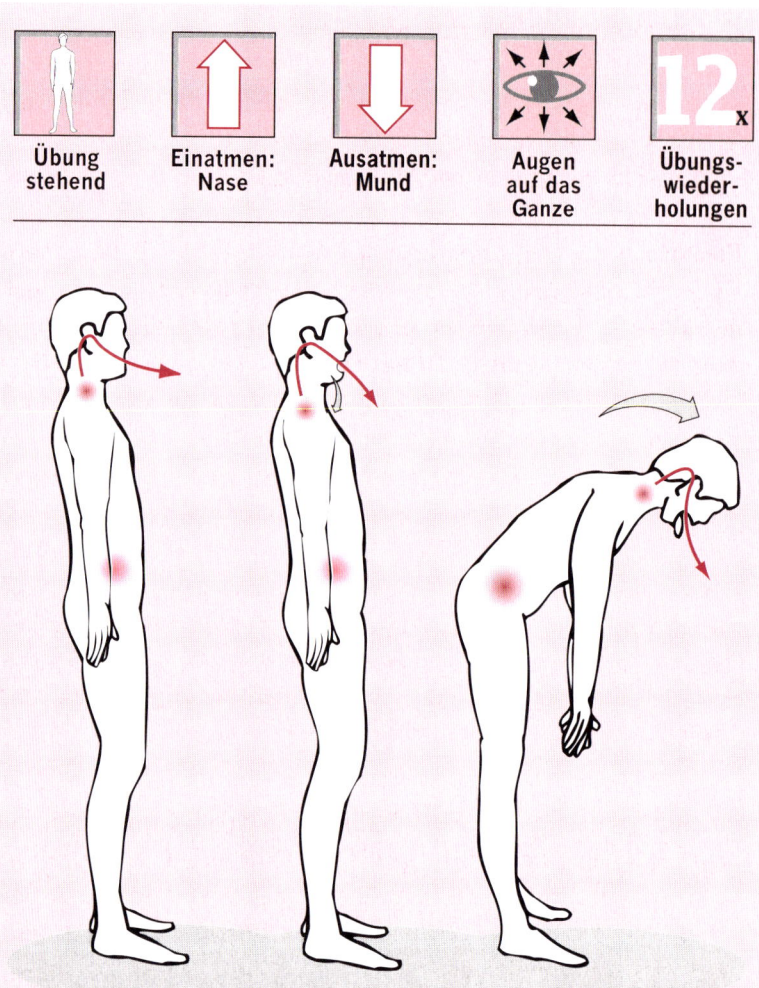

| Übung stehend | Einatmen: Nase | Ausatmen: Mund | Augen auf das Ganze | Übungswiederholungen |

Lassen Sie das Licht durch Ihre Kiefergelenke strahlen.

05. „Den Kiefer mobilisieren"

- Sie stehen schulterbreit, die Füße parallel, die Knie leicht angebeugt, die Schultern haben sinkendes Gewicht und die Arme sind locker, als könnten sie baumeln. Die Augen schauen auf das Ganze.

- Einatmen durch die Nase, ausatmen durch den Mund und dabei den Kiefer langsam öffnen. Mit jedem Einatem durch die Nase und Ausatem durch den langsam sich öffnenden Mund, gehen Sie Atemzug um Atemzug zu einer weiteren Öffnung des Unterkiefers und lassen Sie ihn weiter und weiter nach unten klappen. Dann, wenn der Kiefer schon weit geöffnet ist, bringen Sie die Zunge mit dem Ausatem weiter und weiter nach vorne, bis sie maximal herausgestreckt ist. Dies unterstützen Sie mit einer leichten Bewegung des Oberkörpers nach vorne.

- Danach dreimal durch die Nase ein- und den Mund ausatmen, dabei Spannung und alte Energie loslassen, die Unterkiefer entspannen. Legen Sie dann die Zunge an den oberen Gaumen, schließen die Augen; die Hände legen Sie beide übereinander, mit den Handinnenflächen auf den Bauch.

> Ich lasse auf der Höhe von Schilddrüse und Kehlkopf ein Lichtzentrum entstehen, das eine liebevolle und sanfte blaue Energie ausstrahlt. Ich spüre, wie der innere Raum in meiner Kehle weit wird und wächst und der ganze Hals- und Kehlkopfbereich von blauem Licht durchflutet ist. Dort, wo Raum ist, breitet sich das Licht weiter aus, dort wo eine Grenze ist, erscheint diese in neuem Licht. Ich lasse das Licht durch meine Kiefergelenke strahlen und meine Kaumuskeln für einen Augenblick weich werden.

- Die Übung zwölfmal wiederholen, in relativ schneller Abfolge.

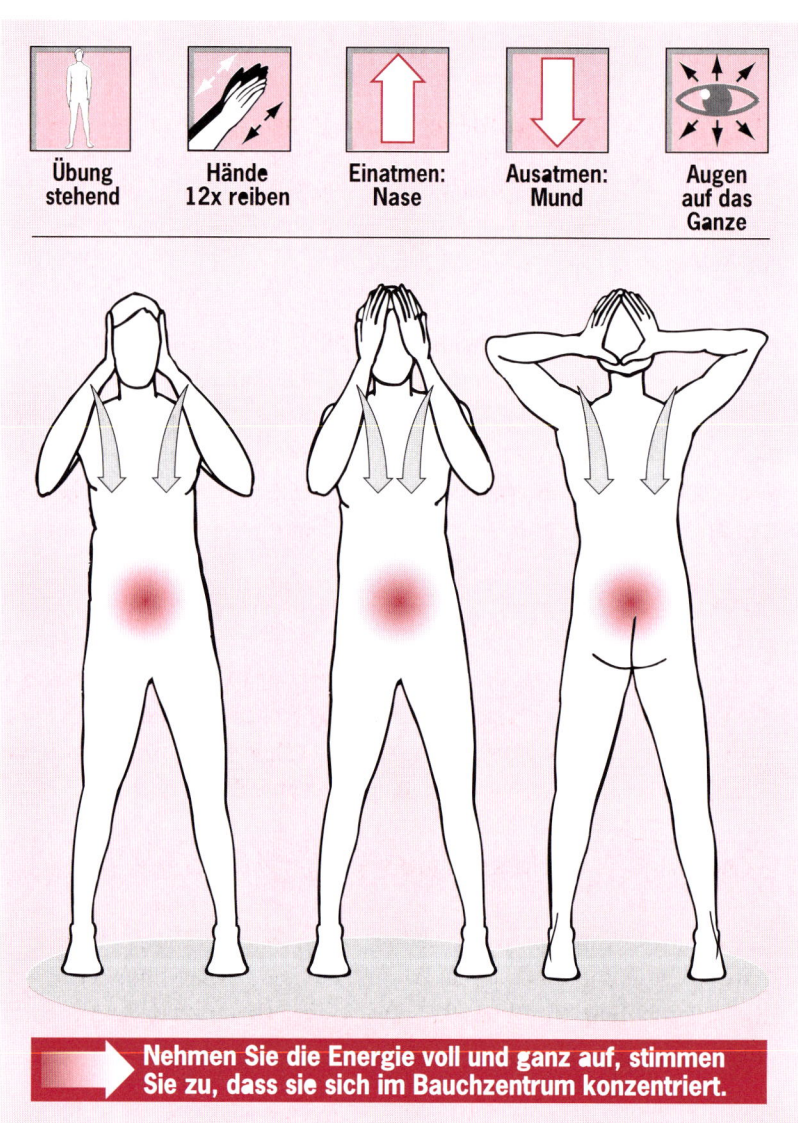

Übung stehend | Hände 12x reiben | Einatmen: Nase | Ausatmen: Mund | Augen auf das Ganze

Nehmen Sie die Energie voll und ganz auf, stimmen Sie zu, dass sie sich im Bauchzentrum konzentriert.

06. „Den Kopf dreimal ausstreichen"

● Sie reiben die Hände vor dem Körper mit offenen, etwas gestreckten Handflächen aneinander (12 mal), so dass die beiden Handflächen einen guten Kontakt haben und sich ganz berühren. Der Atem fließt dabei natürlich durch die Nase, die Zunge liegt mit der Spitze am oberen Gaumen

● Dann streichen Sie mit beiden Händen einmal vor dem vorderen Schädeldach über die Stirn und das Gesicht herunter bis zum Halsansatz. Sie atmen dabei aus, die Zunge liegt entspannt am Boden des Unterkiefers, und lassen die Luft über die Lippen streichen. Spannungen zwischen Knochen und Haut nehmen Sie mit den Händen mit und atmen Sie bewusst aus.

● Wieder zwölfmal die Hände reiben. Einatmen durch die Nase.

● Dann gehen Sie mit den Fingerspitzen bis zum obersten Scheitelpunkt des Kopfes und streichen dann mit dem Ausatem herunter über die Ohren, den seitlichen Hals bis hinunter zum Halsansatz. Sie nehmen die Spannung und alte Energie mit und atmen dabei durch die Lippen aus.

● Zwölfmal die Hände reiben. Einatmen durch die Nase.

● Jetzt gehen Sie mit den Fingerspitzen zum Scheitelpunkt des Kopfes und streichen von dort über das Hinterhaupt und den hinteren Hals aus. Sie nehmen dabei die Spannung und alte Energie mit und atmen dabei aus.

● Zwölfmal die Hände reiben. Einatmen durch die Nase.

● Mit dem Ausatem Hände zu beiden Seiten am unteren Rücken auf die Nieren Legen, dann nach vorne über die Hüften zum Bauchzentrum ausstreichen.

79

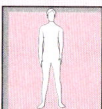

**Übung
stehend**

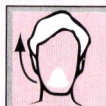

**Zunge
am oberen
Gaumen**

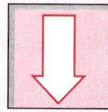

**Ausatmen:
Mund**

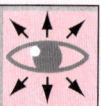

**Augen
auf das
Ganze**

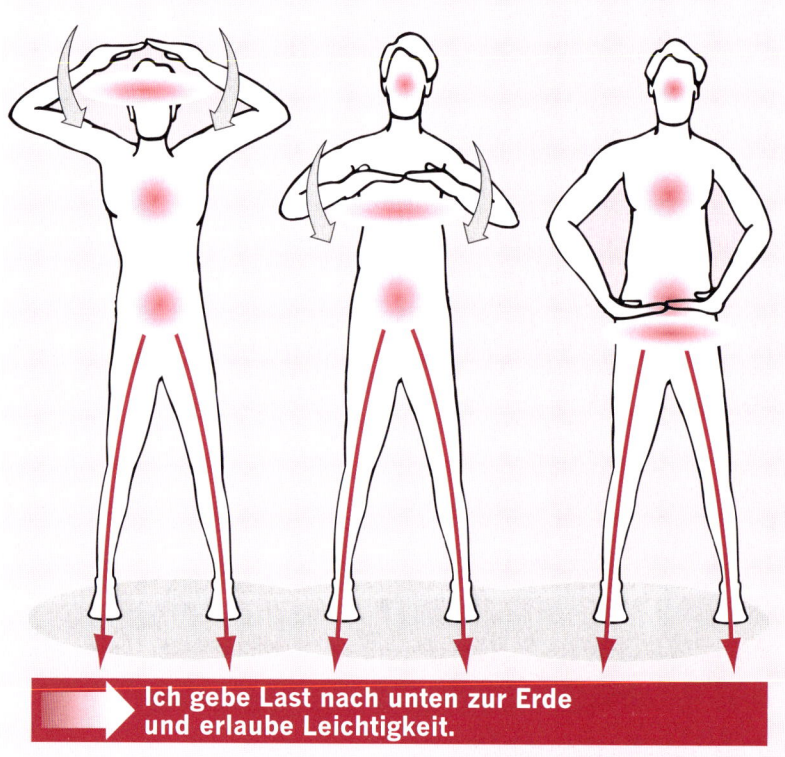

**Ich gebe Last nach unten zur Erde
und erlaube Leichtigkeit.**

07. „Aufgestiegene Energie durch die drei Zentren schieben"

- Sie stehen schulterbreit, die Füße parallel, die Knie leicht angebeugt, die Schultern haben sinkendes Gewicht und die Arme sind locker, als könnten sie baumeln. Die Augen schauen auf das Ganze.

- Mit dem Einatem gehen beide Arme seitwärts neben dem Körper nach oben, die Handflächen sind nach oben gerichtet. Beide Arme steigen bis über den Kopf auf, die Handflächen drehen sich nach unten und mit dem Ausatem schieben jetzt beide Hände überflüssige und alte, graue Energien nach unten. Stellen Sie sich eine Ebene vor, die sie durch den Körper und die Organe schieben. Begleitet ist dieses Nachuntenschieben der Hände von der Vorstellung, alte graue Energie durch den Körper und die drei Zentren nach unten zu schieben. Der Ausatem wird mit der Silbe „Hih" verbunden. Sind Hände und Ausatem unten angekommen, wird die Übung noch zweimal wiederholt.

> Ich bin dankbar für die Last, die ich abgeben kann, denn daran wachse ich und erlaube Leichtigkeit.

- Zum Abschluss kann die Übung 6 durchgeführt werden.

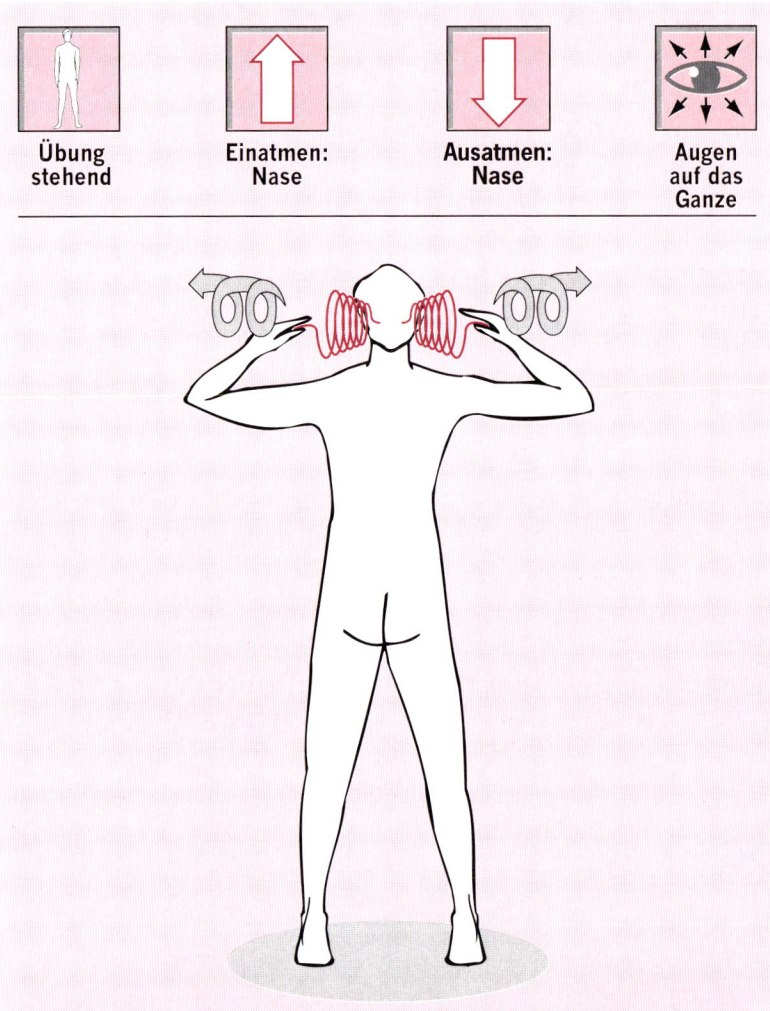

| Übung stehend | Einatmen: Nase | Ausatmen: Nase | Augen auf das Ganze |

Drehen Sie eine Spirale vor den Ohren; so als könnten Sie einen unsichtbaren Energiefaden aufwickeln.

08. „Sich mit Energiespiralen befreien"

- Sie schließen die Augen, lassen es dreimal tief durch die Nase ein- und den Mund ausatmen und den Atem nach unten in den Bauch, etwa drei Querfinger unter den Nabel sinken. Sie beruhigen den Atem mit dem inneren Satz: *„Atem ruhig und gleichmäßig".*

- Sie reiben die Hände vor dem Körper mit offenen, etwas gestreckten Handflächen aneinander (12 mal), so dass die beiden Handflächen einen guten Kontakt haben und sich ganz berühren. Der Atem fließt dabei natürlich durch die Nase, die Zunge liegt mit der Spitze am oberen Gaumen.

- Mit dem Einatem drehen Sie mit jeder Hand gleichzeitig eine Spirale vor den Ohren, direkt über dem äußeren Gehörgang, als könnten Sie einen unsichtbaren Energiefaden aufrollen. Diese Spirale lassen Sie wachsen, solange der Einatem bequem reicht. Nach der Atempause ziehen Sie mit dem Ausatem den Energiefaden aus den Ohren nach außen heraus und schütteln ihn ab. Dies wiederholen Sie bitte so lange, bis Sie das Gefühl haben, dass die Ohren freier sind und sich offener anfühlen.

- Dann schließen Sie für eine Weile die Augen, lassen Sie es dreimal bewusst durch die Nase ein- und den Mund ausatmen und beenden die Übung.

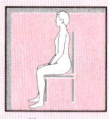

**Übung
sitzend**

**Einatmen:
Nase**

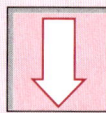

**Ausatmen:
Nase**

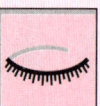

**Augen ge-
schlossen**

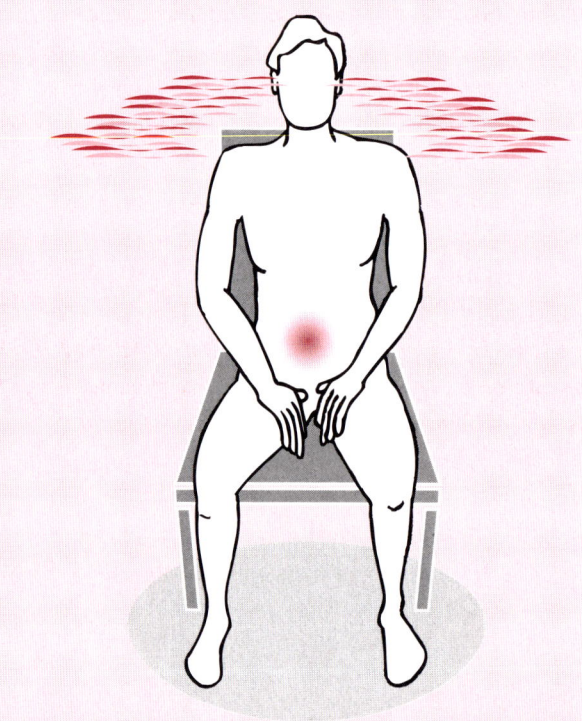

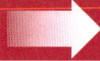 **Wie in einem Fluss
lasse ich das Ohrgeräusch abfließen.**

09. „Fließen lassen"

- Sie schließen die Augen, lassen es dreimal tief durch die Nase ein- und den Mund ausatmen und den Atem nach unten in den Bauch, etwa drei Querfinger unter den Nabel sinken. Sie beruhigen den Atem mit dem inneren Satz: *„Atem ruhig und gleichmäßig".*

- Sie gehen dann mit innerer Achtsamkeit zum Tinnituserleben. Wenn Sie dort bewusst angekommen sind, lassen Sie das Ohrgeräusch nach außen durch den Gehörgang fließen, als könnte das Ohrgeräusch einem Wassergefälle folgend, nach außen durch die Ohren, ab- und wegfließen. Wenn Sie die Öffnung des Ausgangs nach draußen spüren, lassen Sie soviel abfließen wie möglich. Wo Sie Enge spüren, lassen Sie den Fluß den Weg finden.

- Sie können 12 Atemzüge zählen, wenn es sich gut für Sie anfühlt, atmen Sie dann dreimal bewusst, mit etwas angespannten Lippen durch den Mund aus, öffnen die Augen. Strecken und weiter mit Übung 6: „Den Kopf dreimal ausstreichen".

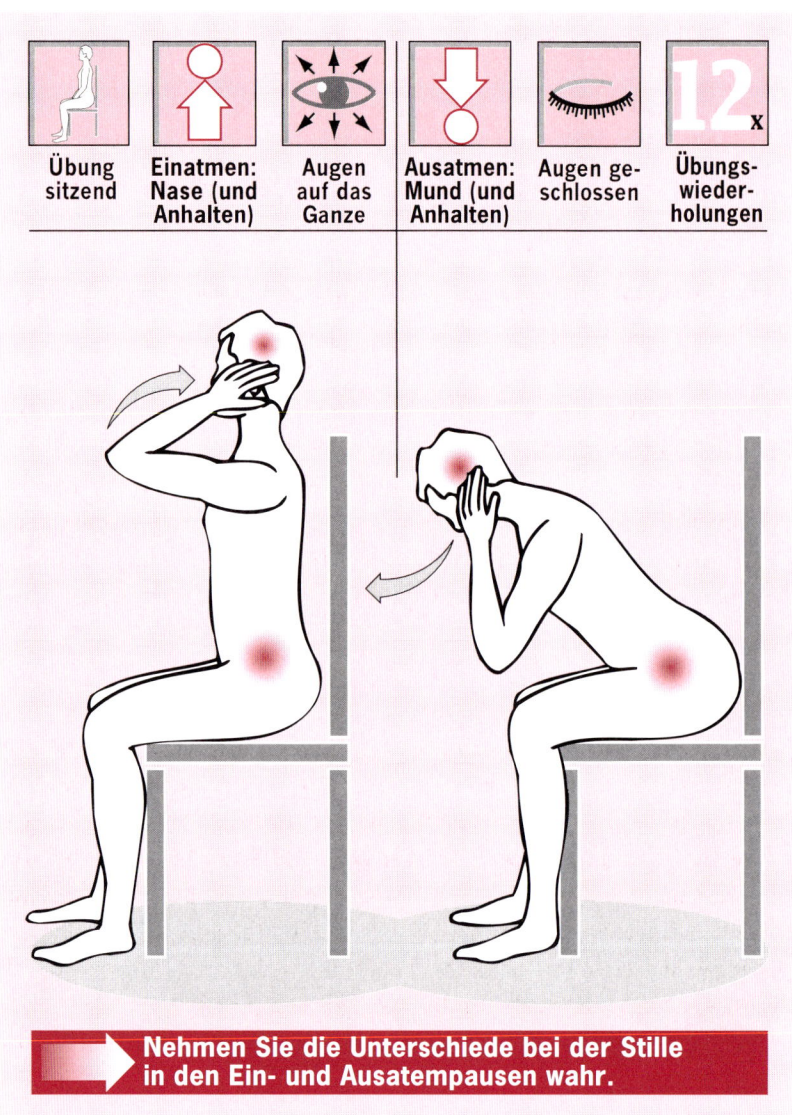

Übung sitzend	Einatmen: Nase (und Anhalten)	Augen auf das Ganze	Ausatmen: Mund (und Anhalten)	Augen geschlossen	Übungswiederholungen

Nehmen Sie die Unterschiede bei der Stille in den Ein- und Ausatempausen wahr.

10. „Mit geschlossenen Ohren in die Stille lauschen"

● Sie sitzen, die Füße schulterbreit parallel mit gutem Kontakt zum Boden, aufrecht, die Schultern hängen zunehmend entspannt und schwer, die Arme sind entspannt.

● Sie atmen durch die Nase ein und durch den Mund aus. Diese Übung führt in die Stille zwischen Ein- und Ausatem.

● Sie heben die Arme und bringen die Hände mit den beiden Handflächen auf das gleichseitige Ohr, so dass der Gehörgang verschlossen ist. Die Ellbogen gehen schräg nach vorne, während sich die Fingerspitzen im Nacken leicht berühren. Sie lauschen, bis Sie die Kontaktgeräusche von Handflächen und Ohrmuschel deutlich wahrnehmen und dann in die Stille dahinter. Durch die Nase einatmen und die Atemruhepause ausdehnen.

● Dann beugen Sie sich mit dem Ausatem durch den Mund langsam, ohne das Becken weit zu bewegen, nach vorne bis der Rücken rund und der Bauch maximal ausgepresst wird. Schließen Sie die Augen. Wieder lauschen Sie in die Stille zwischen Ausatem und Einatem und halten den Einatem solange zurück wie es möglich und noch angenehm ist. Mit dem Einatmen durch die Nase richten Sie sich wieder langsam auf. Lauschen Sie ein paar Sekunden in die Stille. Beugen Sie sich dann mit dem Ausatem wieder langsam nach vorne und pressen Sie den Bauch aus. Lauschen Sie in die Stille. Nehmen Sie die Unterschiede bei der Stille in Aus- oder in Einatempause wahr. Vor dem nächsten Einatem öffnen Sie die Augen und wiederholen die Übung dann zwölfmal hintereinander.

● Dreimal durch die Nase ein- und den Mund ausatmen, dabei noch bestehende Spannung und alte Energie loslassen.

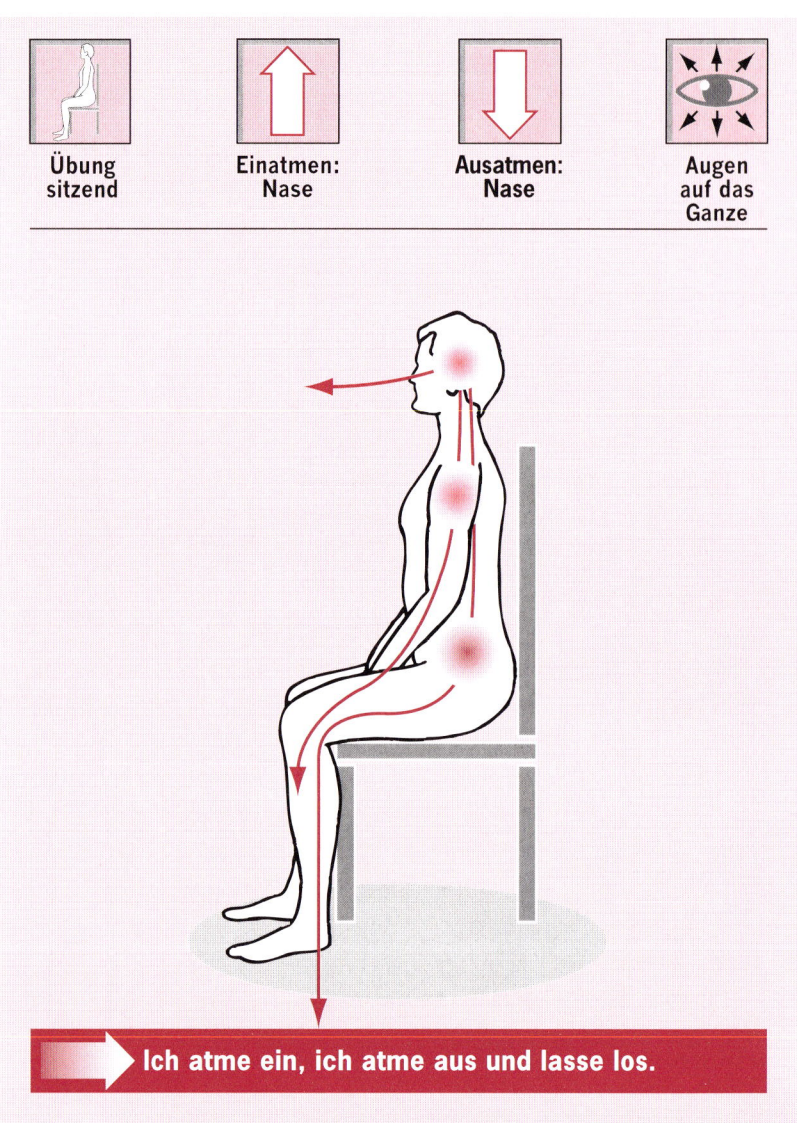

| Übung sitzend | Einatmen: Nase | Ausatmen: Nase | Augen auf das Ganze |

Ich atme ein, ich atme aus und lasse los.

11. „Loslassen"

● Sie schauen auf das Ganze und lassen es dreimal tief durch die Nase ein- und den Mund ausatmen und den Atem nach unten in den Bauch, etwa drei Querfinger unter den Nabel sinken. Sie beruhigen den Atem mit dem inneren Satz: *„Atem ruhig und gleichmäßig."*

● Sie nehmen bewusst inneren Kontakt mit Ihrem Körper auf, visualisieren drei Zentren in Bauch, Herz und Kopf. Wenn das Spüren ganz im Lichte Ihrer Aufmerksamkeit ist, lassen Sie alle Gedanken oder Gefühle aus den drei Zentren aufsteigen. Bei jedem negativen Gedanken oder jedem negativen oder automatisch andrängenden Gefühl, das in die Achtsamkeit kommt, sprechen Sie innerlich gleich die Loslass-Formel:

Ich atme ein, ich atme aus und lasse los.

● Lassen Sie es dreimal durch die Nase ein- und den Mund ausatmen und beenden die Übung.

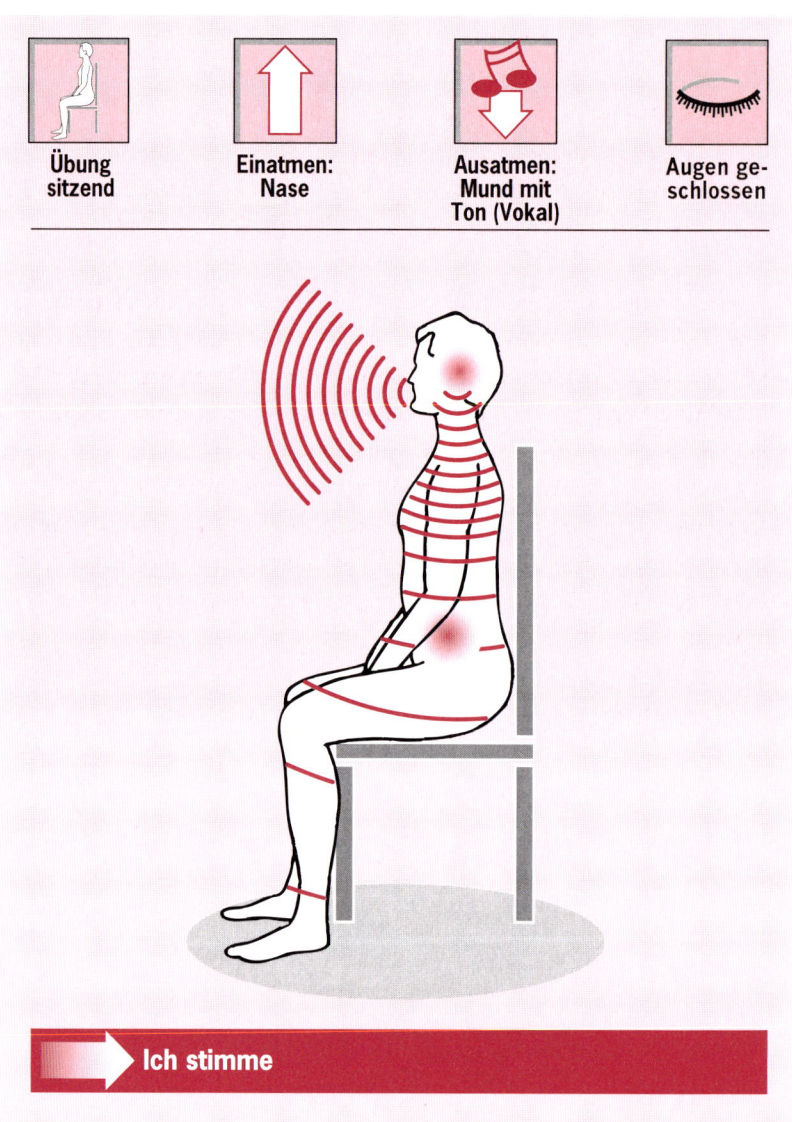

Übung sitzend — **Einatmen: Nase** — **Ausatmen: Mund mit Ton (Vokal)** — **Augen geschlossen**

Ich stimme

12. „Der elementare Klang"

● Sie schließen die Augen, lassen es dreimal tief durch die Nase ein- und durch den Mund ausatmen. Dann lassen Sie den Atem nach unten in den Bauch, etwa drei Querfinger unter den Nabel sinken. Sie beruhigen den Atem mit dem inneren Satz: *„Atem ruhig und gleichmäßig".*

● Sie beginnen in der Reihenfolge „A, E, I, O, U" die fünf Vokale zu singen und spüren hinein, welcher Vokal im Augenblick am meisten stimmt. Sie können mehrfach einen Vokal wiederholen und mit der Tonhöhe experimentieren, bis Sie das Gefühl haben, dass der Ton angenehm ist, mit Ihnen übereinstimmt und Ihnen gut tut. Lassen Sie sich mit dem Ton verschmelzen. Wiederholen Sie das Singen jedes Vokals ein paarmal und lassen Sie Ihren Ton langsam tiefer werden und sinken, bis die tiefen Vokale „O" und „U" im Bauchraum, etwas unterhalb der Nabelhöhe, resonieren. Dann lassen Sie es einmal tief durch die Nase ein- und durch den Mund ausatmen und öffnen die Augen.

● Abschluss mit Übung 6: „Den Kopf dreimal ausstreichen".

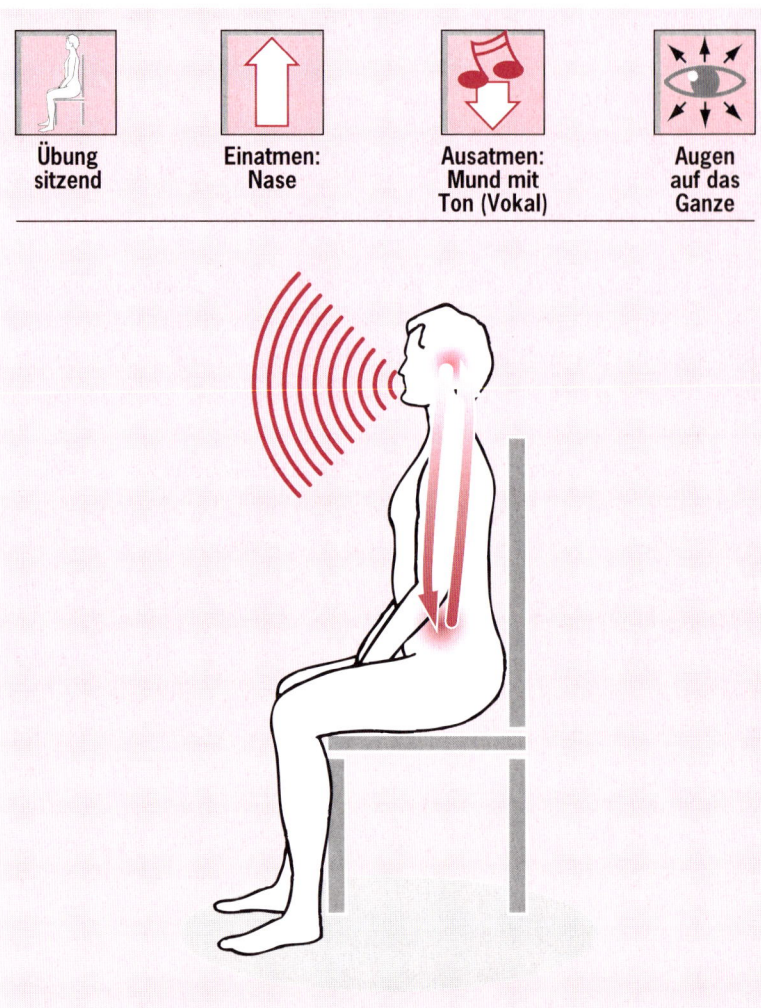

Übung sitzend — **Einatmen: Nase** — **Ausatmen: Mund mit Ton (Vokal)** — **Augen auf das Ganze**

Lassen Sie den Ton langsam aufsteigen bis zum Kopf und absteigen bis zum Grund des Beckens.

13. „Den Ton durch den Körper ziehen lassen"

● Sie schließen die Augen jetzt, lassen es dreimal tief durch die Nase ein- und den Mund ausatmen und den Atem nach unten in den Bauch, etwa drei Querfinger unter den Nabel sinken. Sie beruhigen den Atem mit dem inneren Satz: *„Atem ruhig und gleichmäßig"*.

● Beginnen Sie sich mit einem Ton Ihrer Stimme anzufreunden und sich einzustimmen. Lassen Sie jetzt den tiefsten Ton kommen, den Sie erreichen können. Einen Ton, vielleicht mit einem „O" oder „U", der den Beckenboden zur Resonanz bringt. Wenn Sie ihn gefunden haben und sich damit wohl fühlen, lassen Sie den Ton langsam aufsteigen und dabei zunehmend etwas heller werden. Sie werden schnell herausfinden, welche Tonhöhe zu welcher Höhe des Körpers passt. Lassen Sie den Ton vom Beckenboden zunächst durch den Unterbauch bis zum Nabel und von dort aus in die Brust, dann in die Kehle, zwischen die Augenbrauen und schließlich hoch bis zum höchsten Punkt des Schädeldaches steigen. Wenn es Ihnen möglich ist, führen Sie dies mit einem Ausatemzug durch. Halten Sie den Ton, solange es Ihnen möglich ist. Dann atmen Sie ein und lassen den Ton vom Schädeldach mit dem zweiten Ausatmen wieder absteigen, bis zum Grund des Beckens. Dann atmen Sie zweimal durch die Nase ein und durch den Mund aus. Beginnen Sie, nach einem erneuten Einatem, die Übung von vorne. Diesen Ablauf wiederholen Sie insgesamt mindestens dreimal, am besten öfter.

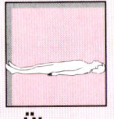

Übung liegend

Einatmen: Nase

Ausatmen: Mund

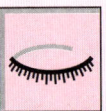

Augen geschlossen

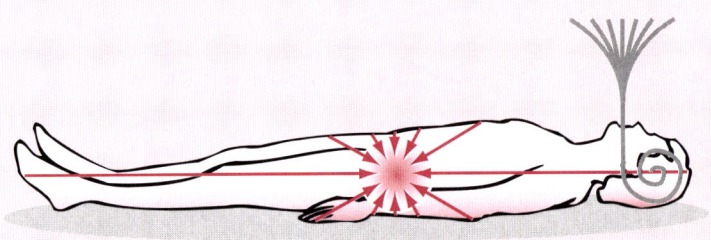

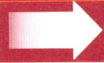 **Ich erlaube all den Ängsten, die sich mit dem Tinnitus verbinden, mit dem Atem auszuströmen.**

14. „Den Tinnitus ausatmen"

● Sie liegen in bequemer Kleidung auf einer angenehmen Unterlage (wenn Sie in einer Gruppe sind, dann im Kreis oder in einem Mandala, Füße nach innen) und beginnen mit einer Entspannungsphase. Sie beginnen an den Haarspitzen und erlauben, dass dort, wo Entspannung ist, sich diese ausdehnt. Sie gehen mit jedem Atemzug durch den Körper bis zu den Füßen und lassen den ganzen Körper angenehm schwer werden, so dass Sie die Unterlage fest spüren können.

● Dann stimmen Sie sich auf das Ohrgeräusch ein, wie es jetzt ist, und beginnen mit jedem Atemzug das Geräusch auszuatmen. Die Lippen sind dabei etwas geschlossen, so dass der Ausatemzug gegen einen kleinen Widerstand ruhig und konstant aus der Nase ausströmt, ohne lautes Geräusch.

● Das bewusste Tinnitus-Ausatmen 12 mal wiederholen.

Ich erlaube all den Ängsten und Befürchtungen, die sich mit dem Tinnitus verbinden, mit dem Ausatem auszuströmen. Ich erlaube dem inneren Schmerz, der sich mit dem Tinnitus verbindet, mit dem Ausatem auszuströmen. Ich erlaube schmerzlichen Erinnerungen, die sich mit dem Hören verbinden, mit dem Ausatem auszuströmen. Die Ängste und Schmerzen, die bleiben, anerkenne ich wie schwierige Nachbarn: ich kümmere mich um das beste Zusammenleben, das möglich ist. Ich erlaube, dass sich meine Lebendigkeit mit dem Loslassen über den Ausatem verbindet und die Kraft zunimmt, je mehr ich an den Ausatem abgebe.

● Dann strecken und die Augen öffnen.

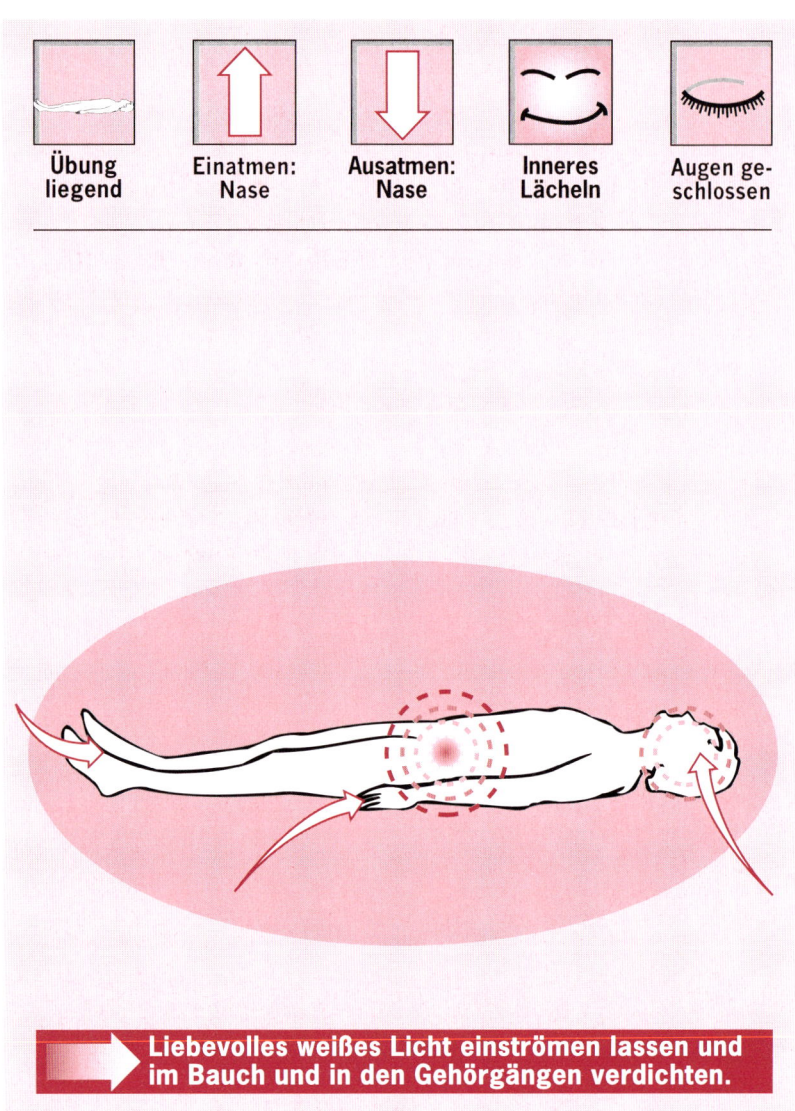

| Übung liegend | Einatmen: Nase | Ausatmen: Nase | Inneres Lächeln | Augen ge- schlossen |

Liebevolles weißes Licht einströmen lassen und im Bauch und in den Gehörgängen verdichten.

15. „Weißes Licht einströmen lassen und hineinlächeln"

- Sie schließen die Augen, lassen es dreimal tief durch die Nase ein- und den Mund ausatmen und den Atem nach unten in den Bauch, etwa drei Querfinger unter den Nabel sinken.

- Sie beruhigen den Atem mit dem inneren Satz: *„Atem ruhig und gleichmäßig"* und atmen durch die Nase weiter ein und aus.

- Dann atmen Sie durch die Fußsohlen und durch die Handinnenflächen, die neben dem Körper liegen. Weißes Licht strömt in den Körper hinein bis ins Zentrum im Bauch und bis in die Gehörgänge. Lassen Sie das Licht in Ihren Gehörgängen sich verdichten und zunehmen und beginnen Sie, sich auf ein liebevolles inneres Lächeln einzulassen. Lassen Sie Licht einströmen, solange es sich gut anfühlt.

- Dann öffnen Sie die Augen langsam, atmen tief und strecken sich.

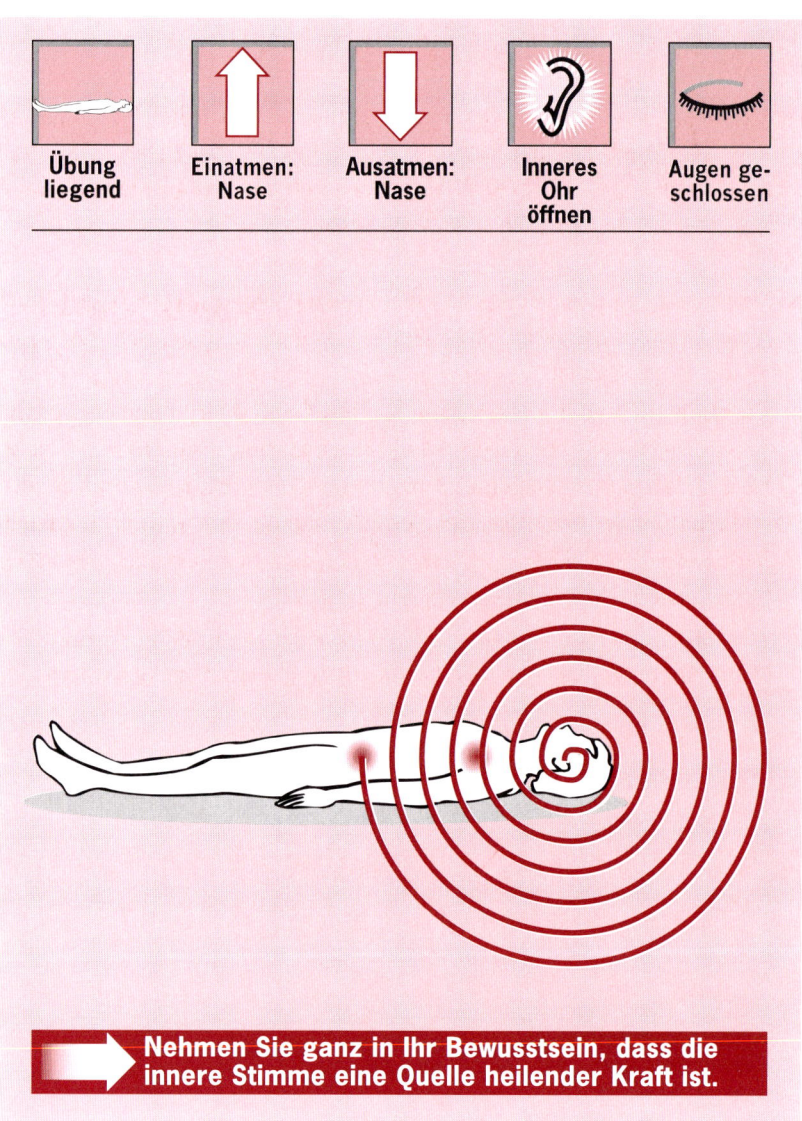

| Übung liegend | Einatmen: Nase | Ausatmen: Nase | Inneres Ohr öffnen | Augen geschlossen |

Nehmen Sie ganz in Ihr Bewusstsein, dass die innere Stimme eine Quelle heilender Kraft ist.

16. „Auf die innere Stimme hören"

● Sie schließen die Augen, lassen es dreimal tief durch die Nase ein- und den Mund ausatmen und den Atem nach unten in den Bauch, etwa drei Querfinger unter den Nabel sinken. Sie beruhigen den Atem mit dem inneren Satz: *„Atem ruhig und gleichmäßig"*.

● Verbinden Sie sich mit dem Atem und Ihrem Bauchzentrum, bis beide zu verschmelzen scheinen. Der Atem geht durch die Nase ein und aus. Nehmen Sie ganz in Ihr Bewusstsein, dass die innere Stimme eine Quelle heilsamer innerer Kraft darstellt. Lassen Sie, nach innen lauschend, die innere Stimme durch die Energiezentren aufsteigen. Bewerten Sie nicht die Wahrnehmungen, die Sie in dieser Phase haben. Nehmen Sie einfach wahr. Lassen Sie dem Aufkommenden seinen Lauf und lauschen Sie, ohne gespannt zu hören.

● Diese Übung schließen Sie durch ein paar tiefe, entspannende Atemzüge ab. Strecken und danach Übung 6: „Den Kopf dreimal ausstreichen".

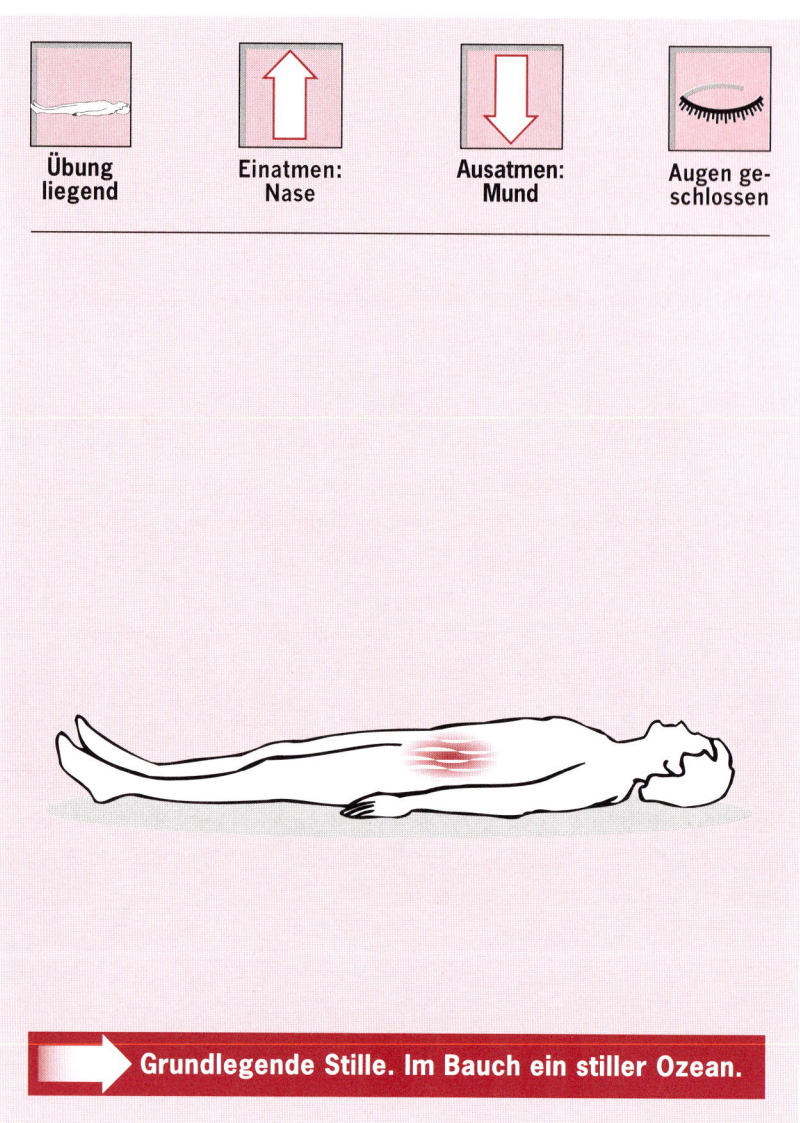

| Übung liegend | Einatmen: Nase | Ausatmen: Mund | Augen geschlossen |

Grundlegende Stille. Im Bauch ein stiller Ozean.

17. „Die grundlegende Stille"

- Augen schließen, Einatem durch die Nase, Ausatem durch den Mund, Zunge liegt am Grund.

- Sie öffnen sich der inneren Wahrnehmung und lauschen nach innen. Dabei lassen Sie die Wahrnehmung auf das Hören fokussieren. Sie nehmen zunächst alle äußeren Geräusche wahr und lassen sie in ihrer Unterschiedlichkeit zu.

- Sie konzentrieren sich jetzt auf Ihre Hörwahrnehmung und nehmen die Unterschiede zwischen außen und innen in sich auf. Lassen Sie alle Geräusche in sich aufsteigen, alle Töne, die, von außen und von innen in die Wahrnehmung kommen, sich ausbreiten, wie ein Teppich aus Tönen und Geräuschen.

- Gehen Sie – wenn der Geräuschteppich klar wahrgenommen wird - mit der Achtsamkeit nach unten in den Bauch, und tauchen Sie in einen dunklen Grund der Stille ein. Der Teppich der Geräusche und Töne bleibt weiter in der Wahrnehmung, oberhalb des Grundes der Stille. Lassen Sie als inneres Bild einen dunkelblauen Ozean im Bauch entstehen und mit der grundlegenden Stille verbinden. Die untere Wahrnehmung im Bauchzentrum wird von der Stille getragen. Bleiben Sie in dieser Achtsamkeitsmeditation über einige Minuten.

- Dann atmen Sie zum Abschluss dieser Achtsamkeitsmeditation ganz bewusst ein und heben die Arme vor dem Oberkörper, die Handflächen nach oben gerichtet, Fingerspitzen zeigen aufeinander zu, bis kurz über den Kopf, wenden die Hände mit den Handinnenflächen zum Körper nach unten und schieben mit dem Ausatem durch die Nase, die Hände parallel nach unten bis zum Bauchzentrum.

Grundlegende Stille im Bauchzentrum.

- Abschluss durch die Übung 6: „Den Kopf dreimal ausstreichen".

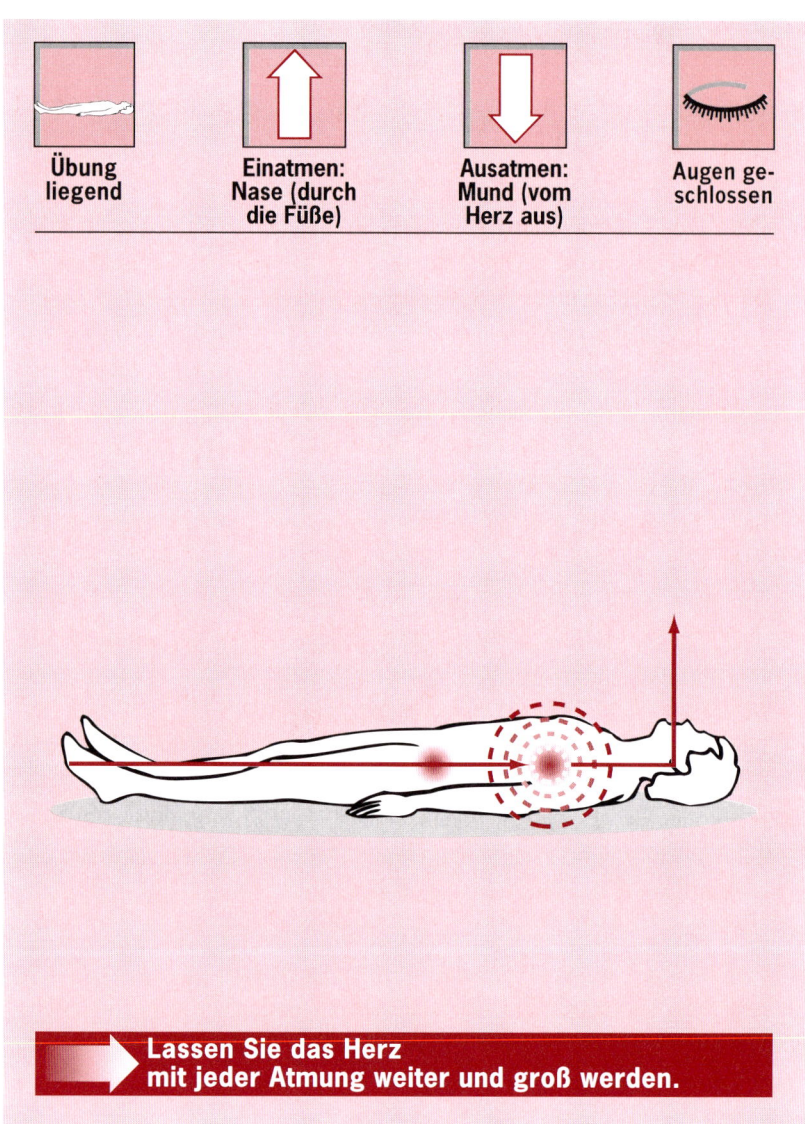

| Übung liegend | Einatmen: Nase (durch die Füße) | Ausatmen: Mund (vom Herz aus) | Augen ge-schlossen |

Lassen Sie das Herz mit jeder Atmung weiter und groß werden.

18. „Auf das Herz hören"

● Augen schließen, Einatem durch die Nase, Ausatem durch den Mund, Zunge liegt am Grund.

● Sie ziehen den Atem von unten mit dem Einatem von den Füßen durch den Bauch in die Brust ins Herz und atmen von dort langsam durch den Mund aus, den Atem in den Bauch sinken lassend. Stellen Sie sich auf die Kraft der inneren Wahrnehmung ein. Lassen Sie jetzt das Herz mit jedem Atemzug weiter werden, so als könnte das Herz *weich und groß und warm werden.* Lauschen Sie jetzt auf jeden Schlag des Herzens, auf sein Pulsieren und verbinden Sie sich mit diesem inneren Rhythmus. Lassen Sie das Pulsieren durch den ganzen Körper strömen.

● Diese Übung schließen Sie durch ein paar tiefe, entspannende Atemzüge ab. Strecken Sie sich und fügen dann die Übung 6 „Den Kopf dreimal ausstreichen" an.

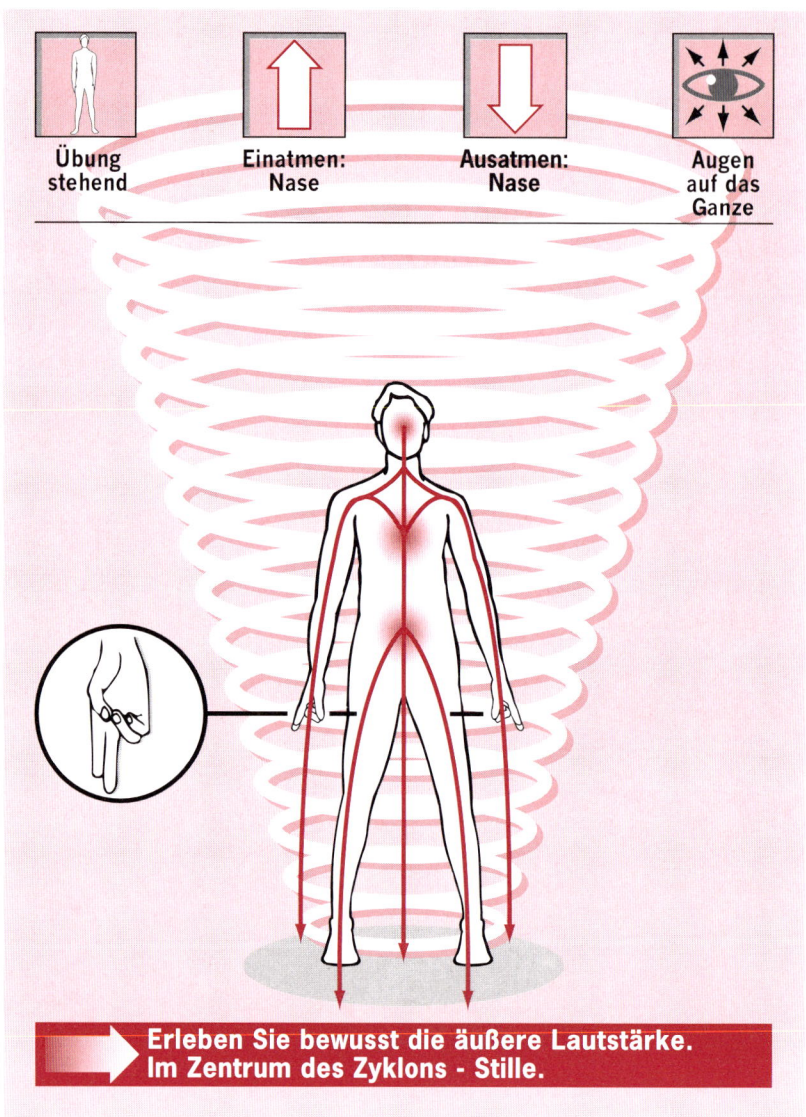

| Übung stehend | Einatmen: Nase | Ausatmen: Nase | Augen auf das Ganze |

Erleben Sie bewusst die äußere Lautstärke. Im Zentrum des Zyklons - Stille.

19. „Im Zentrum des Zyklons"

• Diese Übung setzt voraus, dass Sie sich etwa 60 - 90 Minuten Zeit nehmen und bereit sind eine Wahrnehmungserfahrung zu machen, die Ihr Hören verändert.

• Begeben Sie sich an einen lauten, lärmenden Ort, z. B. in ein Straßencafé oder an einen vielbefahrenen Platz.

• Sie stimmen sich innerlich ein, lassen es dreimal durch die Nase ein- und durch den Mund ausatmen. Richten Ihre Aufmerksamkeit ganz auf das Gehör. Sie dringen mit dem Hören in die Gesamtheit der im Augenblick bestehenden Hörerfahrung. Sie verbinden Ringfinger und Daumen und richten Zeigefinger und Mittelfinger zum Boden. Visualisieren Sie Energieverbindungen über Füße, Finger und Kreuzbein zur Erde. Der Atem geht durch die Nase ein und aus.

Tauchen Sie ganz in den Geräuschpegel ein, lassen Sie sich bewusst berühren und nehmen Sie Ihre Gefühle wahr. Erleben Sie bewusst die äußere Lautstärke, lassen Sie es dabei zunehmend ruhig atmen. Wiederholen Sie innerlich die Formel: *„Im Zentrum des Zyklons – Stille"*.

• Dann, nach einer Weile, lassen Sie es dreimal durch die Nase ein-, durch den Mund ausatmen und atmen bewusst in die innere Gelassenheit.

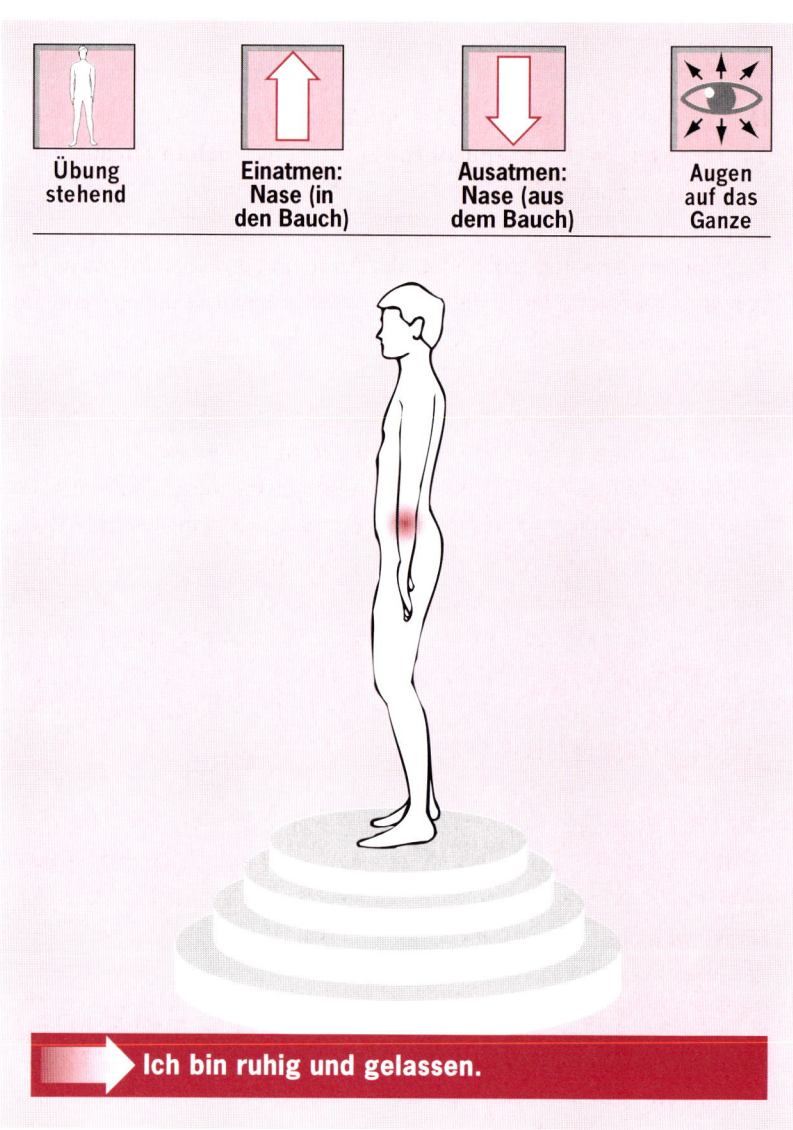

| Übung stehend | Einatmen: Nase (in den Bauch) | Ausatmen: Nase (aus dem Bauch) | Augen auf das Ganze |

Ich bin ruhig und gelassen.

20. „Gelassenheit erzeugen"

● Diese Übung kann in jeder Lage praktiziert werden. Sie ist sowohl zur Durchführung in Alltagssituationen geeignet als auch in Situationen, in denen Sie ganz in Ruhe und entspannt üben können.

● Der Einatem geht durch die Nase, der Ausatem durch den Mund, die Augen sind geöffnet oder geschlossen. Dreimal bewusst atmen, dann den Atem durch die Nase ein- und ausstreichen lassen.

● Sie gehen mit der Achtsamkeit zum Tinnitusgeräusch, das Sie vielleicht gerade besonders plagt oder im Hintergrund ruht. Nehmen Sie es in allen Einzelheiten wahr. Lassen Sie es in verschieden wahrnehmbaren Frequenzen zugänglich werden. Registrieren Sie Ihre Gefühle dabei. Welche Gefühle auch immer jetzt in die Aufmerksamkeit treten, atmen Sie diese bewusst aus. Stellen Sie sich jetzt vor, das Ohrgeräusch stelle einen Teppich von Klängen, Rauschen oder Brummen dar, den Sie betreten könnten. Gehen Sie in der Vorstellung jetzt bewusst auf diesen Teppich aus Geräuschen, so als läge dieser Teppich auf einer Anhöhe, von der aus Sie weit sehen könnten.

● Dabei bleiben Sie einfach Beobachter, einer der von einer höheren Warte aus wahrnimmt und sein lässt. Beobachten Sie auch Ihre Stimmung und nehmen Sie diese an, wie sie ist. Atmen Sie dabei entspannt nach unten, durch die Nase ein und durch den Mund aus.

> Schauen Sie jetzt von dieser erhöhten Position aus. Sie werden jetzt ganz zum Beobachter, der einfach wahrnimmt, was in die Sinne kommt, was um Ihn herum geschieht oder was in ihm vorgeht. Dabei sagen Sie sich: „Ich bin ruhig und gelassen". Atmen Sie dabei in den Bauch, so als könnten Sie den Atem von der Anhöhe nach unten in den Bauch fließen lassen.

● Abschluss durch die Übung 6: „Den Kopf dreimal ausstreichen".

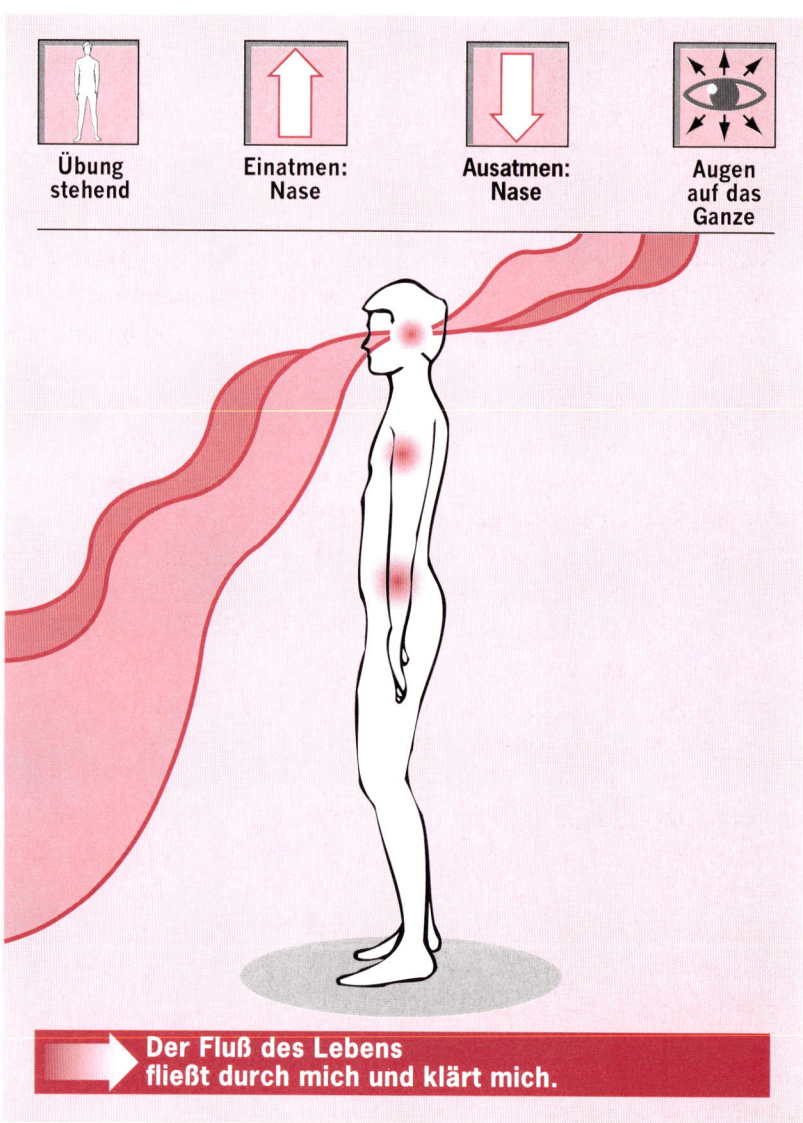

| Übung stehend | Einatmen: Nase | Ausatmen: Nase | Augen auf das Ganze |

Der Fluß des Lebens fließt durch mich und klärt mich.

21. „Dem Fluss des Lebens lauschen"

- Diese Übung setzt voraus, dass Sie sich etwa 60–90 Minuten Zeit nehmen und bereit sind, eine Wahrnehmungserfahrung zu machen, die Ihr Hören verändert.

- Suchen Sie draußen in der Natur einen geeigneten Platz mit fließendem Wasser auf. Sie können auch einen Brunnen wählen, der eine Fontäne oder plätscherndes Wasser hat. Setzen Sie sich an das Wasser oder nehmen Sie eine bequeme Standposition ein. Sie stimmen sich innerlich ein, lassen es dreimal durch die Nase ein-, durch den Mund ausatmen. Richten Sie Ihre Aufmerksamkeit ganz auf das Gehör. Sie dringen mit dem Hören in die Gesamtheit der im Augenblick bestehenden Hörerfahrung. Vielleicht nehmen Sie Ihren Tinnitus wahr, vielleicht ist er übertönt. Tauchen Sie ganz in den Geräuschpegel ein, lassen Sie sich bewusst berühren und nehmen Sie Ihre Gefühle wahr. Erleben Sie bewusst die Geräusche des Wassers und geben Sie sich dieser Hörerfahrung hin. Erlauben Sie jetzt dem Wasser, Ihre Ohren und Gehörgänge zu reinigen, zu durchspülen und negative Geräusche und Töne einfach mitzunehmen. Sprechen Sie innerlich die Formel:

„Der Fluss des Lebens fließt durch mich und klärt mich".

- Dann, nach einer Weile, lassen Sie es dreimal durch die Nase ein-, durch den Mund ausatmen und atmen bewusst in das Bauchzentrum unter dem Nabel.

- Abschließend Übung 6: „Den Kopf dreimal ausstreichen".

5. Anhang

Der Tinnitus-Fahrplan

Was ist Tinnitus?

Mit Tinnitus (lat.: tinnere Klingel) bezeichnet man Hörempfindungen unterschiedlicher Art. Diese Hörempfindungen werden nicht von Schallquellen außerhalb unseres Ohres erzeugt, sondern entstehen in uns selber.

Man muss unter objektivem (objektivierbar, sprich die Geräusche sind hörbar) und subjektivem Tinnitus unterscheiden. Der häufigste Tinnitus ist der subjektive Tinnitus. Der objektive Tinnitus ist selten.

Für Sie heißt das konkret, dass außer Ihnen niemand die Geräusche hören kann.

Eine Entwarnung vorweg: **Tinnitus ist nicht gefährlich!**

Sie haben sich beim Arzt mit dem Problem Tinnitus vorgestellt. Wundern Sie sich bitte nicht, wenn mit Ihnen z.T. umfangreiche Untersuchungen durchgeführt werden, die insgesamt dazu dienen, Ihnen bei der Ursachenforschung Ihres Ohrgeräusches behilflich zu sein. Ihr Arzt will Sie damit weder quälen noch überfrachten.

Bitte informieren Sie Ihren Arzt auch über etwaige bestehende Grunderkrankungen oder anderweitige Krankheitsgeschehen.

Viele Tinnituspatienten nehmen verschiedene Psychopharmaka ein (Tranquilizer, Antidepressiva). Es ist für Ihren Arzt wichtig, von Ihnen eine Liste der aktuellen Medikamente und deren Dosierung zu bekommen.

Wenn Sie Probleme haben, oder anderweitige Empfehlungen aus Zeitschriften zugetragen bekommen haben, fassen Sie Mut und sprechen Sie mit dem Arzt darüber.

Empfehlung:

Nehmen Sie sich das in der Praxis Ihres Arztes ausliegende Faltblatt der Deutschen Tinnitus-Liga e.V. mit nach Hause und nehmen Sie Kontakt mit dem überregionalen Zentrum der Tinnitus-Liga auf oder mit Ihrer örtlichen Selbsthilfegruppe.

1. Diagnostik

- **Audiometrie, Tympanometrie, Reflexmessung**
- **BERA, ERA, AEP**
- **Otoakustische Emmissionen OAE**
- **Vestibularisdiagnostik CCC, CNG, ENG**
  durch:
  Allgemein-Arzt, Internist, Hausarzt
  HNO-Arzt
  Psychosomatik-Mediziner
  Psychologe
  Psychotherapeut
  Neurologe
  Orthopäde
  Kieferchirurg/Zahnarzt
  Gefäßchirurg

2. Therapie

- **Durchblutungsfördernde Maßnahmen**
  Tabletten, Infusionen, Cortison
  ambulant oder stationär
- **Naturheilkundliche Therapie**
  Neuraltherapie, Akupunktur, Homöopathie, Kneipp-Therapie
  Bach-Blüten, Bioresonanz-Therapie, Ayurveda
- **Entspannungstherapie**
  autogenes Training, NLP, Hypnose
  progressive Muskelentspannung
- **Psychotherapeutische, probatorische Sitzungen**
- **Psychosomatische Gruppentherapie**
- **Hörgeräteakustiker**
  Hörgeräteversorgung, Tinnitus-Retraining-Therapie,
  andere Tinnitushilfen, Sonstiges

Hinweise für die Anwendung von Noisern bei der Tinnitus-Retraining-Therapie

1. Das Gerät sollte mindestens 6-8 Stunden am Tag getragen werden.
2. Die Tragedauer ist individuell festzulegen und kann auch in mehrere Zeitabschnitte unterteilt werden.
3. Zu Beginn der Therapie sollte die Lautstärke des Rauschens am Gerät so eingestellt werden, dass das Rauschen gerade noch gehört wird.
4. Die Lautstärke des therapeutischen Rauschens steht nicht zwangsläufig in direktem Zusammenhang mit der Lautstärke des Tinnitus.
5. In den mit dem Arzt abgesprochenen Abständen sollte die Einstellung des Maskers überprüft bzw. eventuell erhöht werden.
6. Eine Anhebung der Lautstärke des Rauschens, so dass eine vollständige oder teilweise Maskierung des Ohrgeräusches eintritt, kann in bestimmten Fällen sinnvoll sein. Hierzu sollte mit dem behandelnden Arzt Rücksprache genommen werden.
7. Wenn der Tinnitus gegen Ende des Tages lauter erscheint, sollte die Lautstärke des Rauschgerätes an den nächsten Tagen etwas herabgesetzt werden.
8. Der Umgebungslärm sollte möglichst gering sein.
9. Wenn der Umgebungslärm zu laut wird, so dass anhaltend das Rauschen nicht mehr wahrgenommen werden kann, sollte das Rauschgerät nicht in dieser Umgebung getragen werden.
10. Der therapeutische Effekt, d.h. die Herabsetzung der Wahrnehmungsempfindlichkeit des Tinnitus, wird frühestens nach zwei Wochen einsetzen. Wenn der Tinnitus bereits länger besteht und sehr ausgeprägt ist, kann der therapeutische Effekt auf sich warten lassen.
11. Wird der Tinnitus nicht mehr wahrgenommen, kann die Behandlung enden.
12. Bei erneutem Auftreten des Tinnitus kann das Rauschgerät wieder eingesetzt werden.
13. Stille oder auch gehörschädigender Lärm sollten von dem Tinnitus-Patienten gemieden werden.
14. Ein Gehörschutz sollte nur bei Lautstärken eingesetzt werden, die gewöhnlich zu einem Hörschaden führen können.

15. Bei einem Teil der Patienten erscheint der Tinnitus nach dem Tragen des Rauschgerätes von einigen wenigen Wochen als vorübergehend lauter. Dieses Phänomen kann ein bis zwei Wochen andauern. Es kann als Indikator dafür angesehen werden, daß Änderungen in der Signalverarbeitung der zentralen Hörbahn eintreten.

16. Der Noiser kann auch als Einschlafhilfe zur Nacht oder die ganze Nacht über getragen werden. Die Tragezeit in der Nacht ersetzt jedoch **nicht** das Tragen am Tage. Diese Tragezeit muß trotzdem eingehalten werden.

Beurteilung und Bewertung von Ohrgeräuschen

Nach dem Bundesversorgungsgesetz (Stand 1996)

Ohrgeräusche/Tinnitus	GdB/MdE*
● Ohne nennenswerte psychische Begleiterscheinungen	0 bis 10
● Mit erheblichen psychischen Begleiterscheinungen	20
● Mit wesentlicher Einschränkung der Erlebnis- und Gestaltungsfähigkeit	30 bis 40
● Mit schweren psychischen Störungen und sozialen Anpassschwierigkeiten	50

---

* GdB = Grad der Behinderung; MdE = Minderung der Erwerbsfähigkeit

Der Tinnitusschweregrad

Grad I   Der Tinnitus ist gut kompensiert, es herrscht kein Leidensdruck. **keine Therapie**

Grad II   Der Tinnitus tritt hauptsächlich bei Stille in Erscheinung und wirkt störend bei Stress und Belastung. **Beratungen über entspannende Maßnahmen, Stressreduktion (Tinnitus als Belastungs-„Barometer"); WICHTIG: psychologische Diagnostik und Beratung.**

Grad III   Der Tinnitus führt zu einer dauernden Beeinträchtigung im privaten und beruflichen Bereich. Es treten Störungen im emotionalen, kognitiven und körperlichen Bereich auf. **Psychologische Diagnostik und ambulante Therapie, systematische Entspannungsmaßnahmen (z.B. autogenes Training, Muskelrelaxation), Einsatz eines Maskers zur auditorischen Defokussierung.**

Grad IV   Der Tinnitus führt zur völligen Dekompensation im privaten Bereich; Berufsunfähigkeit. **Zunächst stationäre Behandlung unter verhaltenstherapeutischen Gesichtspunkten. Danach Wiedereingliederung und weitere ambulante Betreuung entsprechend Grad III.**

Liste der positiv beurteilten Maßnahmen gegen den chronischen komplexen Tinnitus

- Tai Chi
- Streßabbau
- positives Denken
- Meditation
- Klangtherapie
- Springbrunnen
- körperl. Betätigung
- Hypnose
- stat. Psychotherapie
- sportl. Betätigung
- Beten
- Tranquilizer
- Selbsthilfegruppe
- Yoga
- Muskelrelaxation nach Jakobson
- Alkoholverzicht
- Koffeinverzicht
- Fußreflexzonenmassage
- gymnastische Übungen
- autogenes Training
- Biofeedback
- Selbsterfahrungsgruppe, -training
- isoton.-isometr. Übungen
- amb. Psychotherapie
- pflanzl. Schlafmittel
- Hörgerät zur Tinnitusverdeckung

- Feldenkrais
- Tinnitus-Masker
- Ernährungsumstellung
- Antidepressiva
- Kneippsche Anwendungen
- Massagen
- Magnesium
- Vitamine
- Knoblauch
- Chirotherapie
- Ohrakupunktur
- Operation
- Ozonbehandlung
- Überdruckkammer
- Homöopathie
- Bioresonanz
- HWS-Behandlung
- amb. Infusionstherapie
- stat. Infusionstherapie
- Neuraltherapie
- Laser-Therapie
- Zahn-Kiefer-Behandlungen
- Elektroakupunktur
- Iontophorese
- Ohrkerze
- Schröpfen
- Stellatumblockade
- Tabakverzicht
- chem. Schlafmittel

Nützliche Adressen

- **Deutsche Tinnitus-Liga e.V.**
  Am Lohsiepen 18
  42369 Wuppertal
  Tel.: (0202) 246520
  Fax: (0202) 2465220
  Infotelefon: 0190-250205
  Faxabruf: 0190-250206
  e-mail: dtl@tinnitus-liga.de
  Internet: http://www.tinnitus-liga.de

- **Tinnitus Retraining Zentrum Kassel**
  an der Habichtswald Klinik
  Wigandstraße 1
  34131 Kassel-Wilhelmshöhe
  Tel.: (0561) 3108-316
  Fax: (0561) 3108-858

- **Deutsche Schwerhörigenbund (DSB)**
  Breite Straße 3
  13187 Berlin
  Tel.: (030) 54 11 14
  Fax: (030) 54 11 16
  e-mail: dsb@schwerhoerigkeit.de
  Internet: http://www.schwerhoerigkeit.de

- **Reha-Zentrum für Hörgeschädigte**
  Paradeplatz 3
  24768 Rendsburg
  Tel.: (0 43 31) 58970
  Fax: (0 43 31) 589745
  e-mail: info@hoergeschaedigt.de
  Internet: http://www.hoergeschaedigt.de

- **KIMM Kontakt und Information für Morbus Menière e.V.**
  Kastanienweg 5
  71404 Korb-Kleinheppach
  Tel.: (07151) 64113
  Fax: (07151) 600595

● **Vereinigung Akustikus-Neurinom e.V.**

    Brunnenweg 3b
    24211 Preetz
    Tel.: (04342) 5552
    Fax: (04342) 769708

● **Bundesgemeinschaft der Eltern und Freunde hörgeschädigter Kinder e.V.**

    Pirolkamp 18
    22397 Hamburg
    Tel.: (040) 6070344
    Fax: (040) 6072361
    e-mail: spektrum@hoeren.t-online.de
    Internet: http://www.bundesgemeinschaft.de

● **„Hear" Musik richtig hören e.V.**

    Liliencronstraße 2
    45130 Essen
    Tel.: (0201) 7988384
    Fax: (0201) 7988385
    e-mail: 101345.3330@compuserve.com

● **Schule des Hörens**

    Marienstraße 3
    50825 Köln
    Tel.: (0221) 9553367
    Fax: (0221) 9553343
    e-mail: sdh@is-koeln.de und
            hoeren@aol.com
    Internet: http://www.iskoeln.de\sdh

● **Hannoversche Cochlear-Implant-Gesellschaft e.V.**
  Hals-Nasen-Ohren-Klinik
  Medizinische Hochschule Hannover

    Carl-Neuberg-Straße 1
    30625 Hannover
    Tel.: (0511) 5326603
    Fax: (0511) 5323293

- **Deutsche Cochlear-Implat Gesellschaft e.V. (DCIG)**
  Gehägestraße 28-30
  30655 Hannover
  Tel.: (0511) 90959-40
  Fax: (0511) 90959-44
  e-mail: BayCTV.Hermann@t-online.de
  Internet: http://home.t-online.de/home/schnecke.hermann
- **Deutsche Gesellschaft zur Förderung
  der Gehörlosen und Schwerhörigen e.V.**
  Niemöllerallee 18
  81739 München
  Tel.: (089) 67920248
  Fax: (089) 67920249

- **Deutscher Gehörlosen-Bund e.V.**
  Paradeplatz 3
  24768 Rendsberg
  Tel.: (04331) 589722
  Fax: (04331) 589745

- **Fachwissenschaftliche Vereinigung der Hörgeräte -Akustik**
  Neubrunnenstraße 3
  55116 Mainz
  Tel.: (06131) 2830-0
  Fax: (06131) 2830-30

In der Schweiz
- **Schweizerische Tinnitus-Liga**
  Sekretariat
  Ländliweg 12
  CH-5400 Baden
  Tel./Fax: (041) 056-222-8140

- **BSSV – Bund schweizerischer Schwerhörigen-Vereine**
  Schaffhauser Straße 7
  CH-8042 Zürich
  Tel.: (041) 013631200
  Fax: (041) 013631303
  e-mail: bssv@bluewin.ch
  internet: http://www.bssv.ch

In Österreich

- Österreichische Tinnitus-Liga (ÖTL)
  Postfach 23
  A-8029 Graz
  Tel.: (043) 0316-289-13
  e-mail: koller.oetl@sime.com
- Österreichische Schwerhörigenbund (ÖSB)
  Annenstraße 61
  A-8020 Graz
  Tel.: (0043) 3167138-26
  Fax: (0043) 3167138-20

Hier können Sie sich außerdem informieren:

- Bundesarbeitsgemeinschaft Hilfe für Behinderte e.V.
  Kirchfeldstraße 149
  40215 Düsseldorf
  Tel.: (0211) 310060
  Fax: (0211) 3100648
  e-mail: bagh@compuserve.com
  Internet: http://www.selbsthilfeseiten.de/bagh00.htm

- Deutscher Paritätischer Wohlfahrtsverband
  Heinrich-Hoffmann-Straße 3
  60528 Frankfurt am Main
  Tel.: (069) 6706-0
  Fax: (069) 6706-204
  e-mail: info@paritaer.org
  Internet: http://www.paritaet.org

Stichwortverzeichnis